远离疾病，让生活更美好 名医问答丛书

医学健康科普读物

肾脏病的防治与康复

主编 董兴刚

编委 俞志满 马云航 樊雨良
邬碧波 张黎明

苏州大学出版社
SOOCHOW UNIVERSITY PRESS

图书在版编目(CIP)数据

肾脏病的防治与康复/董兴刚主编. —苏州:苏州大学出版社,2010.6
ISBN 978-7-81137-524-4

Ⅰ.①肾… Ⅱ.①董… Ⅲ.①肾疾病-防治②肾疾病-康复 Ⅳ.①R692

中国版本图书馆 CIP 数据核字(2010)第124321号

书　　名	肾脏病的防治与康复
主　　编	董兴刚
责任编辑	孙茂民
出版发行	苏州大学出版社
	(苏州市十梓街1号　邮编:215006)
经　　销	江苏省新华书店
印　　刷	扬中市印刷有限公司
开　　本	700 mm×1 000 mm　1/16
印　　张	17.5
字　　数	230千
版　　次	2010年6月第1版
	2010年6月第1次印刷
书　　号	ISBN 978-7-81137-524-4
定　　价	34.00元

苏州大学版图书若有印装错误,本社负责调换
苏州大学出版社营销部　电话:0512-65225020
苏州大学出版社网址　http://www.sudapress.com

前　言

肾脏是人体重要器官之一，担负着极其重要的生理功能。肾脏病是多发病、常见病，症状隐蔽，不易发现，病情进展却不自知，一旦发展到肾功能衰竭，治疗就颇为棘手。有人曾称慢性肾衰竭是仅次于癌症和心脑血管疾病的第三大“杀手”。许多肾脏病病人往往因缺乏肾脏病防治与康复知识，或对疾病满不在乎，或病急乱投医，从而失去最佳的治疗时机。

根据国际肾脏病学会理事、北京大学第一医院王海燕教授公布的一项慢性肾脏病流行病学调查显示，我国慢性肾脏病的总患病率约为9.3%，就是说，每10个成人就有一人患病；而其中1%可能会发展成为尿毒症。从2001年到2006年，在我国无论是血透、腹透病人，还是肾移植病人，数量都增加了11%左右。目前全国有肾衰竭病人约6万人，每人每年大概需要的花费是10万元，所以每年用在肾衰竭透析方面的花费就有60亿元左右。

慢性肾脏病的发病不仅在持续增长，而且近年来更呈现出年轻化趋势。专家分析，这当中的诱因包括生活饮食习惯、老龄化、高血压和因肥胖引发的糖尿病等。

然而，患有慢性肾脏病的人也许并没有什么足以引起警惕的症状，即便是那些患病高危人群，他们对肾脏健康和肾脏检查的意识都很低，这点令人十分担忧。在美国，慢性肾脏病的知晓率约为41.3%，新加坡约10.3%，我国香港地区约29.4%，然而在我国内地仅为8.7%，即呈现“高患病率，低知晓率”的状态。而且“看病难”问题依然存在，使部分病人未能及时或积极就诊，也是慢性肾病不易在早期发现的重要原因。

在临床医疗工作中，我经常耳闻目睹肾脏病病人的一个个血泪故事，由于肾脏病不能得到正确的诊治，使病情加重，直到尿毒症才来就诊，延误了最佳治疗时机，造成严重的后果。许多家庭因病致贫、失去温馨甚至破碎，这些悲剧令人惋惜！其实这些肾脏病病人或家属如果具备一些肾脏病保健知识，早期发现和预防肾脏病，完全可能避免上述悲剧的发生！医生的天职就是治病救人，使病人早日康复，我尽可能多地诊治一些肾脏病病人，但是，我感到单凭我个人接诊病人是远远不够的，更重要的是，要唤醒大家的保健意识，关注肾脏病的科学知识，以防患于未然。普及肾脏病的防治保健知识是很有必要的，基于此，我们编写了这本书，供肾脏病病人及其家属阅读参考，对于相关的医务人员也有参考价值。

本书主要讲解肾脏病的防病保健知识，解答肾脏病方面的疑问，指导肾脏病的诊治。作者力求通俗易懂，把肾脏病的发生、发展和结局以及病人在治疗过程中的注意事项等问题阐述清楚。

董兴刚

2010年3月22日

目录

第十章 肾病综合征

第一章　肾脏的基本知识

人体是由多个系统组成的有机整体，各个系统具有不同的生理功能，主司循环、呼吸、消化和泌尿等，共同在生命活动中发挥生理作用。其中泌尿系统是由左右肾脏、输尿管、膀胱及尿道组成。

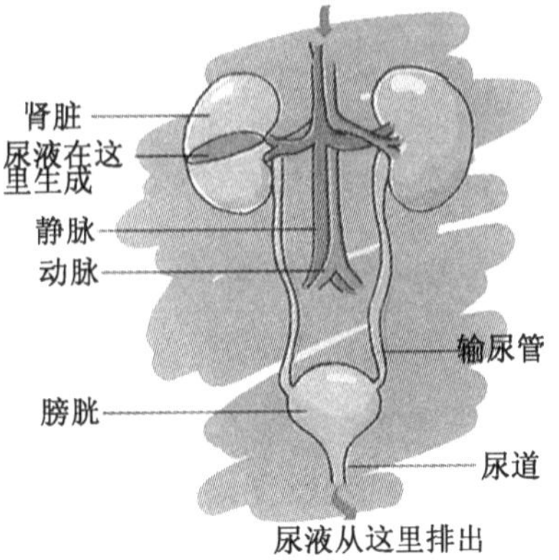

泌尿系统结构简图

（图片来源：http://amuseum.cdstm.cn/amuseum/organs/image/sucai/shen1.jpg）

在这些器官中，比较而言，肾脏的解剖结构最为复杂，血液供应丰富，生理功能极其重要，因此，也易发生多种疾病。熟悉肾脏的解剖和生理功能，有助于人们掌握肾脏疾病的发生机制、临床表现，正确分析各种实验室检查结果，从而提高肾脏疾病的防治水平。

1.1　肾脏的大小、形态及在体内的位置如何？

肾脏俗称腰子。健康人有两个肾脏，形状似蚕豆，外观光滑，呈红褐色。肾脏位于脊柱的两侧，也就是通常所说的腰部，检查身体需要了解肾脏所在的部位、大小和形态时，做 B 超或拍 X 线片均可。一般而言，肾脏和其他器官一样，受身体大小和性别的影响。男性的肾脏比女性的肾脏大，身体高大者的肾脏比身体矮小者的大。左右肾也略有不同，左肾细长，右肾宽短。以长×宽×厚表示：左肾为 9.11 厘米×6.29 厘米×4.34 厘米，右肾为 9.0 厘米×6.36 厘米×4.25 厘米。在 X 线片上，肾脏的影子介于第十二胸椎下缘和第三腰椎上缘之间，其长度相当于三个半椎体。

当然，两个肾脏并不一样高，右肾比左肾低 1～2 厘米（相当于半个椎体），并且随呼吸上下移动，深吸气时可使肾脏下移 1～2 厘米。因为肾脏所处的位置较深，正常时一般触摸不到，但由于右肾位置较低，腹部检查时偶可触及。

1.2 肾脏的大体结构是怎样的？

依据大体解剖结构肾脏分为肾实质和肾盂两部分，肾实质又分为肾皮质（肾表层部分）、肾髓质（肾核心部分）。沿肾脏肾门处纵切分为前后两半，可以看到肾盂呈漏斗状，肾盂离开肾后管腔渐细延续为输尿管。肾皮质厚 0.5～1 厘米，切面呈红色点状，是肾小球的肉眼观；肾髓质厚 2～3 厘米，切面呈条纹状，是肾小

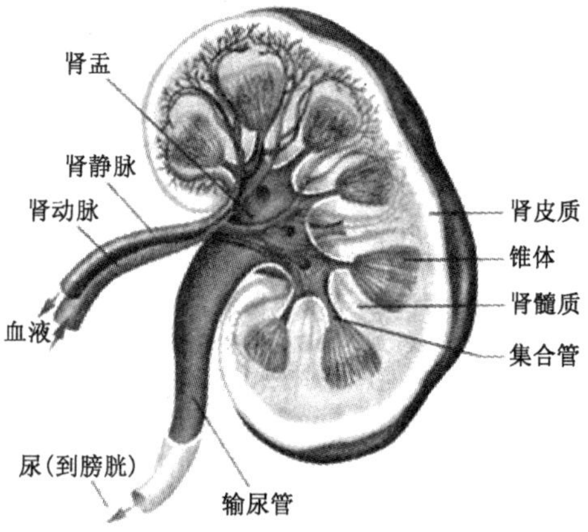

肾脏结构模式图

（图片来源：http://www.xiaoer.net/d/file/changshi/bidu/2007-07-10/65285e245473defd02cfcadb52c13f42.jpg）

管的肉眼观。肾髓质由 10～15 个尖端指向肾中心的锥体组成，这些锥体的末端是肾乳头，肾乳头是最初收集尿液的流经通道，肾乳头的尿液注入肾小盏，相邻的肾小盏注入肾大盏，经输尿管流入膀胱。

包绕肾脏表面的部分称为肾被膜，肾被膜由外向内依次是肾筋膜、肾脂肪囊和肾纤维膜。肾筋膜与肾纤维膜之间的脂肪组织呈半流体状，起着承托、保护和固定肾脏的作用。肾纤维膜紧贴肾脏的表面，含有弹性纤维和平滑肌，致密而坚韧。肾脏发生病变引起肿胀时，纤维膜可牢牢地束缚肾实质，产生压迫作用，不利于疾病的康复。

1.3 肾单位由哪几个部分构成？

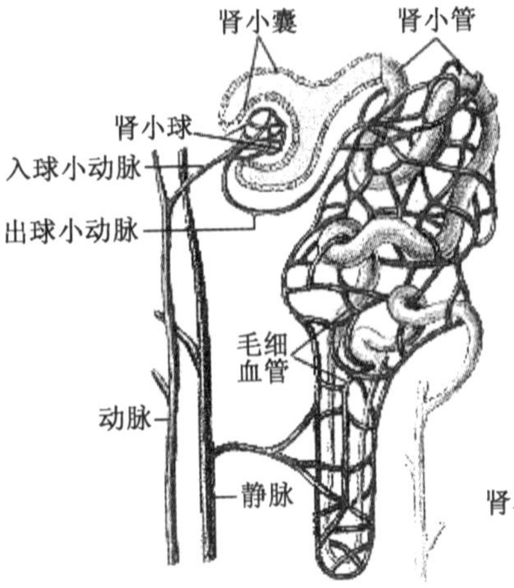

- 肾单位
  - 肾小体
    - 肾小球（毛细血管球）
    - 肾小囊
  - 肾小管

肾单位模式图

（图片来源：http://kx.pyjy.net/source/czsw/PX/h012t004.jpg）

在显微镜下可见，肾实质由肾单位和肾血管、间质两部分构成。肾单位是肾的结构单位，肾单位之间是肾间质。每个肾脏有超过 100 万个肾单位；肾单位由肾小体和与其相连的肾小管构成；肾小体又是由肾小球和肾球囊构成的;肾小球即毛细血管球,由入球小动脉和其缠绕形成的毛细血管袢、出球小动脉三部分构成。肾小球从血流动力学来看属动脉血管;但论其功能,与一般血管有显著的不同,血管内流的是血液,滤出的则是原尿,所以肾小球血管壁又称为滤过膜。通常所说的肾小球疾病,其病理变化就发生在肾小球滤过膜上。滤过膜的面积若展开测量,有1.5平方米,与个人表面积差不多。既然肾小球滤过膜是毛细血管壁,若把血管壁切开看其横断面,由三层组成,衬覆于最内层的是内皮细胞层,中间为基膜层,外侧为上皮细胞层。

肾小球毛细血管袢之间由系膜细胞和基质充填。长期以来,人们对系膜细胞认识不够,实际上,它的功能很多,包括:(1)具有收缩作用而调节肾小球血流量;(2)对毛细血管壁具有支持作用;(3)吞噬抗原、抗体免疫复合物;(4)分泌升压物质;(5)修补基膜。

1.4 肾小管由哪几个部分构成?

肾球囊由脏层、囊腔和壁层构成。肾球囊的壁层延续为肾小管,肾小管为一条细长的单层上皮管道,依次分为近曲小管、髓袢降支和升支、远曲小管。近曲小管又分为曲部(弯曲部分)和直部。近曲小管管壁由单层立方上皮组成,上皮细胞具有很多微绒毛,这些绒毛总面积有50~60平方米,这么大的面积是其重吸收功能的结构基础。远曲

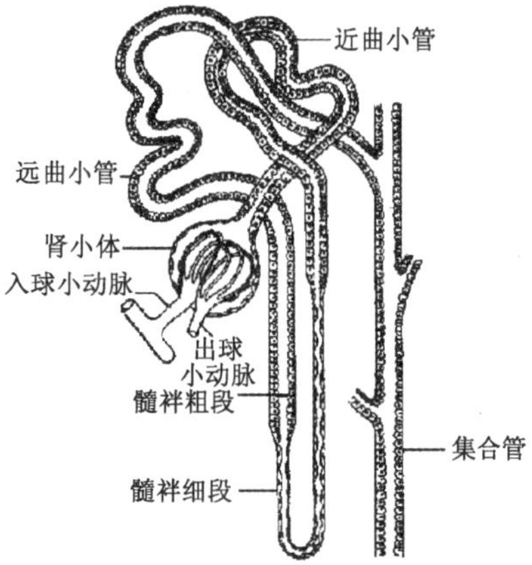

肾小管结构模式图

(图片来源:http://www.365yiyao.com/UpFiles/origin/m5/images/yxll/20040413044535562.jpg)

小管由直部、致密斑部和曲部构成。直部为髓袢的升支,曲部下行与集合管连接。集合管开口于肾乳头,具有浓缩尿的能力,因而可被视为是肾单位的一部分。

1.5　什么是肾小球旁器?

在肾小球的血管集处,由入球小动脉、出球小动脉和远曲小管致密斑部围成一三角地带,因具有特殊功能,称之为肾小球旁器。它是由球旁细胞、致密斑和球外系膜细胞构成的。球旁细胞位于入球小动脉壁中,主要受入球小动脉压力影响,可分泌肾素使血压升高,因此又称为压力感受细胞。90%的肾素是压力感受细胞分泌的。致密斑位于远曲小管壁内,主要通过感受远曲小管钠浓度变化来调节球旁细胞分泌肾素,因此又被称为钠敏细胞。球外系细胞在一定条件下可转化为球旁细胞。

1.6　什么是肾间质?

在肾小球与肾小管之间存在着间质细胞、淋巴管、血管和神经及纤维结缔组织,统称为肾间质。肾间质在肾实质内分布不均匀,肾皮质中最少,靠近肾髓质逐渐增加,及至肾锥体的乳头部位肾间质含量最丰富。肾间质细胞能产生前列腺素以调节血压,收缩以促进尿液浓缩,还具有吞噬功能。因肾小管主要位于肾间质丰富的肾髓质,临床上肾间质受损害便殃及肾小管,故常统称为肾小管-间质疾病。

1.7　在生命活动中,肾脏主要起什么作用?

肾脏的主要生理功能是生成和排出尿液,借以排泄机体的代谢产物

（尿素、尿酸、肌酸、肌酐等）和多余的水分、电解质等，同时保留或重吸收原尿中一些有用物质，调节水、电解质和酸碱平衡。此外，肾脏还是重要的内分泌器官，可分泌多种激素以调节机体代谢。肾功能的实施过程将在有关章节中详细阐明。

肾脏的主要功能是排泄，此外还有重要的内分泌功能。很久以前，人们就发现尿毒症的病人贫血严重，一些慢性肾脏病病人患有高血压、骨痛，甚至佝偻病等，后来才逐渐揭示肾脏的内分泌功能。肾脏主要分泌以下几种物质：(1) 肾素：血压下降时，肾小球旁器分泌肾素，激活血管紧张素系统，升高血压；(2) 1-羟化酶：该酶可使 25-羟维生素 D_3 变为活性强的 1,25-二羟维生素 D_3，以促进肠钙吸收，调节钙、磷代谢；(3) 促红细胞生成素：它可促进骨髓干细胞转化和血红蛋白的合成；(4) 降压物质，例如前列腺素、激肽类等。此外，肾脏对胃泌素、胰岛素、甲状旁腺素都有一定灭活作用。

1.8 肾小球滤过膜是如何发挥其“滤过”作用的？

前已述及肾小球毛细血管与一般毛细血管的不同之处在于有滤过功能，因此才被称为肾小球滤过膜。肾小球滤过膜除血细胞等大分子物质不能通过外，水分、葡萄糖、小分子物质、无机盐等均可自由通过。当然，这些被滤过的物质绝大多数可被肾小管重吸收，再返

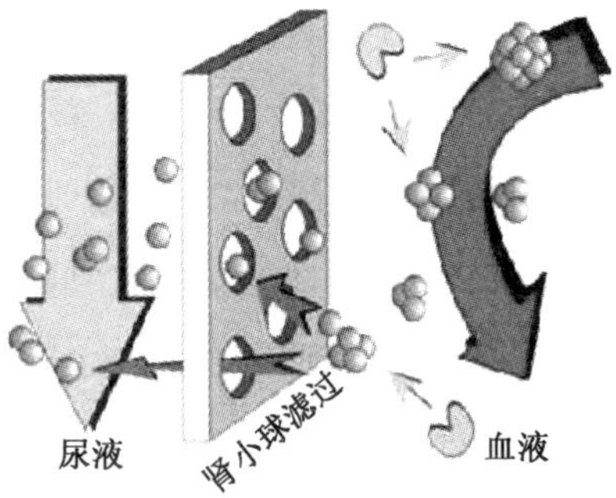

肾小球滤过模式图

（图片来源：http://a1.att.hudong.com/30/19/01300000166964121790191208024_s.jpg）

回体内。是何种因素决定肾小球滤过膜有选择性地滤过呢？这就是肾小球的“屏障”作用。

（1）分子屏障：肾小球滤过膜共分三层，内层是内皮细胞层，电镜下见内皮细胞间有很多大小不等但排列有序的小孔，孔径为 500～1 000 埃，孔上覆盖着一层糖蛋白薄膜，血液内直径大于 1 000 埃的物质不能通过；中层即基膜层，电镜下又分为内、中、外三层，基膜上没有孔径，由许多纤维丝构成，一些物质是靠渗透作用透出的，因此，基膜是肾小球滤过膜最主要的屏障；外层的上皮细胞伸出许多足突附于基膜外侧，足突间的裂孔隙孔径为 100～400 埃，足突内含有纤维丝，能收缩，以调节足突孔径，一般分子量小于 40 000 的物质才能通过。

（2）电荷屏障：肾小球滤过膜内皮细胞及上皮细胞富含涎蛋白，基膜上有大量的硫酸肝素，这些物质使肾小球滤过膜带负电荷，正常血浆中蛋白也带负电荷，由于同性电荷相斥，故形成了电荷屏障。

1.9　肾脏的血液供应如何？

人体的两个肾脏加起来只不过 300 克左右，但其血液供应极为丰富，是全身血流量最多的器官，约占心输出量的 25%。肾动脉血流来自腹主动脉，经肾动脉入肾后 90% 以上供应肾皮质，仅不到 10% 的血液供应肾髓质。肾皮质内主要有肾小球、近端小管和远端小管，丰富的血流量有利于肾小球的滤过和肾小管的重吸收和排泌；而髓质主要由髓袢、集合管和直小血管组成，髓质内血流量小，有利于肾髓质保持高渗状态，以浓缩尿液。

第二章　肾脏疾病的症状学

临床上各种疾病有其相应的临床表现，如果这些表现是病人本人的不良感觉，就称症状；如果是医生查体时发现的异常表现，则称体征。医生就是根据这些症状和体征，考虑可能是哪种疾病，有选择地做一些化验检查，最后才确诊疾病。各系统、各器官疾病都有自己的表现特点，肾脏疾病也不例外，掌握这些特点，有助于疾病的早期诊断和治疗。

2.1　患肾脏疾病时主要有哪些临床表现？

（1）水肿。由肾脏疾病引起的水肿，称肾性水肿。水肿是肾脏疾病最常见的表现。水肿轻者仅体重增加，看不到水肿的样子，称为隐性水肿；重者体重可增加十数公斤，甚至伴有胸、腹腔积液。肾性水肿常依据水肿发生机制不同分为以下两种：① 肾炎性水肿：见于各种肾小球肾炎。水肿为全身普遍性症状，以眼睑、头皮等疏松组织处最为显著。② 肾病性水肿：见于肾病综合征。水肿部位的轻重与体位有关，机体下垂部位水肿明显，以手指按压水肿部位，凹陷不起，也称为凹陷性水肿。

（2）高血压。肾脏疾病引起的高血压称为肾性高血压，占成人高血压的5%～10%。在继发性高血压中，肾性高血性占首位，根据其发生机制不同可进一步分为容量依赖型和肾素依赖型两类。

(3) 肾区钝痛与肾绞痛。某些肾脏病可使肾包膜受牵拉引起肾区钝痛,例如急性和急进性肾炎、肾盂肾炎、肾结核、多囊肾等。肾区钝痛病人大多能忍受。肾绞痛是突然发作的腰腹部剧烈疼痛,并向外阴部、大腿内侧放射,疼痛使病人辗转不安,难以忍受。肾绞痛主要见于肾、输尿管结石嵌顿,或血块坏死组织堵塞输尿管等。

(4) 尿路刺激征。主要表现为尿急(憋不住尿)、尿频(每天十几次或更多)、尿痛或尿不尽感,常伴小腹坠痛,主要见于尿路感染、尿路结石、肿瘤及前列腺炎等。

(5) 排尿异常。包括尿量及尿化验异常,详见有关章节。

2.2 中医中的"肾虚"或"肾亏"是否指肾脏病?

中医与西医是两个不同的科学体系,虽都称肾病,意义却有本质的不同。中医所指的肾要比解剖学中肾的含义广泛得多。中医认为,肾为先天之本,主藏精及命门火,所以肾多虚症。肾阴虚泛指感染、代谢亢进以及神经官能症等一大组症状。而肾阳虚多指类似内分泌、代谢减退以及慢性衰竭等一大组症状。肾亏与肾虚可理解为程度上的不同。因此,中医的肾与解剖学中的肾有较大差别,故所谓补肾中药并非肾脏病病人所必需。

2.3 腰痛就意味着有肾炎吗?

肾脏位于腰部,腰痛时很容易让人想到是否得了肾炎。其实腰痛由肾脏病引起者是较少的,因肾脏本身没有感觉神经分布,只有肾包膜受牵拉时才会引起腰痛，如急性或急进性肾炎、肾盂肾炎、肾结石等。检查时如叩击肾区，上述疾病疼痛会加重，若系肾外疾病叩击痛则不明显。应该明确，腰部包括许多组织，如韧带、腰椎、肌肉等，更多的是这些组织的疾病引起腰痛，如肌纤维织炎、肥大性脊椎炎、腰椎间盘脱出或盆腔疾病等。

2.4　水肿是否就是患了肾炎引起的？

一般常识告诉人们，肾脏是排水的器官，因此发生水肿时，便很容易想到是否患了肾炎。实际上水肿是多种疾病的表现，习惯上将水肿分为功能性和器质性两类。前者暂时不能明确病因，对健康危害不大，如月经前水肿、更年期水肿、老年性水肿等；后者多系心（如心力衰竭）、肝（如肝硬化）、肾疾病引起。此外，还有营养不良性、过敏性水肿等。水肿是不是由肾炎引起，除了结合其他表现外，要紧的是查尿常规和肾功能，一般不难诊断。根据水肿的程度可分为轻、中、重度，一般表现为眼睑和足踝部水肿者为轻度，下肢水肿为中度，全身水肿为重度。此外，全身水肿伴有腹水者为严重水肿。

2.5　肾炎和肾病有何区别？

肾炎是肾小球肾炎的简称。肾小球肾炎一般分为急性、急进性和慢性肾炎三种。从临床上看，肾小球肾炎多数伴有高血压、镜下或肉眼血尿，有的则有肾功能损害，病理上多表现为渗出及（或）增殖性病变，如系膜增殖、膜增殖、内皮细胞增殖等。而肾病表现为“三高一低”，即大量蛋白尿、高度水肿、高脂血症及低蛋白血症，尿液检查一般无血尿，临床上也少有高血压和肾功能损害，病理上多以变性为主，如上皮细胞变性、膜性肾病等。

2.6 尿路刺激征见于哪些疾病?

发生尿路刺激征的常见疾病首推尿路感染,其他疾病有尿路结石、前列腺炎、膀胱结核、淋球菌尿道炎以及尿液过浓、尿道综合征等,做相应检查,才可确诊。

2.7 肾脏病病人尿量多或少能反映什么问题?

观察肾脏病病人的每日尿量,是监测病情的简单而又实用的方法。

健康人尿量多少受饮水量及出汗情况而定。肾功能正常时,肾脏有能力根据机体水分多寡来决定保留或排出多少水分;但当患有肾脏病时,特别是发生了肾功能不全,尿量多少就意味着肾功能的好坏。那么,是不是尿量多就表明肾功能正常,尿量少就说明肾功能差呢? 也不完全是这样,除了看量以外,还应看质量,即看尿密度、尿渗透压,甚至尿液成分分析等。一般而言,肾脏病病人 24 小时尿量大于 2 500 毫升或夜尿增加时,即可视为多尿。多尿说明肾小管重吸收水的能力差,肾小管浓缩尿的能力差,临床上除见于各种原因引起的肾间质-小管疾病外,还见于慢性肾衰竭的早、中期及急性肾衰竭的多尿期。24 小时尿量少于 400 毫升,即可视为少尿。肾脏病病人少尿时,不论发生于何种肾炎,亦或是急、慢性肾衰竭,均提示肾小球滤过率严重下降,肾受损程度较重;若持续少尿,应注意心衰、脑水肿及高血钾等危险发生,宜准备透析治疗。

2.8 慢性肾脏病为什么会引起贫血?

贫血的诊断不难,但大多考虑是血液病。肾性贫血缺乏其他肾损害表现时,易误诊为血液病。那么肾脏病何以引起贫血呢?以慢性肾衰竭为例,贫血的程度与肾衰竭程度成正比关系,贫血的原因主要有以下几个方面:

(1) 促红细胞生成素减少或缺乏:为慢性肾衰竭贫血的主要原因。应用人类重组促红细胞生成素治疗此类贫血可获良效,更证明其确切作用。

(2) 造血物质缺乏:病人长期恶心、呕吐,摄入减少,尿中丢失蛋白等营养物质等,也是肾性贫血的原因之一。

(3) 红细胞寿命缩短及丢失过多:肾衰竭时机体内环境不良,如酸中毒、水电解质紊乱,再加上氮质血症,使红细胞易于破碎,寿命缩短。肾衰竭病人经常鼻衄、皮肤黏膜出血,甚至发生消化道出血,为加剧贫血的一个重要因素。

(4) 氮质血症对骨髓的抑制:血尿素氮、血肌酐过高可抑制骨髓的造血功能,从而引起贫血。

2.9 肾脏病为什么会发生酸中毒?

正常人进食和代谢每天产生约60毫摩尔/升的酸,这些酸来源于硫蛋白和硫蛋白代谢产生的硫酸和磷酸;食物中的糖、脂肪、蛋白质在体内分解代谢后,多数产物是酸性物质,如丙酮酸、乳酸和酮体等,而碱性物质来源则很少。因此,人体在维持酸碱平衡方面,酸便成为主要矛盾。正常人维持血 pH 值 7.35～7.45,主要靠血液中的缓冲系统和肺、肾调节,肾调节酸碱平衡虽不及前二者速度快,但发挥的作用持久。所以慢性肾脏病常常会出现代谢性酸中毒,并且酸中毒的轻重与肾损害程度一致。

2.10 肾脏病为什么会引起骨痛?

肾脏病引起骨痛见于以下几种原因:

(1) 肾性骨病:磷是血中存在的一种有用物质,正常时经肾小球滤过而排出。患肾脏病时,肾小球滤过率下降,血磷潴留于体内产生高血磷,磷被迫与肠道的钙结合并从粪便中排出,久而久之就会引起低血钙。高磷低钙会刺激甲状旁腺分泌甲状旁腺激素,使骨钙游离,骨质疏松。另一方面,肾生成的活性型维生素 D_3 减少,从而减少了肠钙和磷的吸收,也可导致肾性骨病。

(2) 肾小管性佝偻病:肾小管受到病损时,不能重吸收肾小管液中的钙和磷酸盐,造成钙、磷从尿中大量丢失,长期这样得不到矫治,便会导致佝偻病。

(3) 透析性骨病:长期血液透析的病人可因以下因素导致骨病:① 继发性甲状旁腺功能亢进症;② 透析液中钙、镁浓度不适当或含氟过高;③ 反复使用肝素导致骨质疏松;④ 血透时清除了骨钙化刺激因子。

(4) 其他:痛风、多发性骨髓瘤、系统性红斑狼疮等病可出现骨痛,兼有肾损害时,骨痛可加重。慢性肾衰竭者长期应用利尿剂,使尿酸排泄减少,也可引起继发性高尿酸血症,导致骨痛。

2.11 尿潴留或尿失禁是由哪些疾病引起的?

尿液滞留在膀胱内不能排出体外,称尿潴留。尿潴留依据病因不同,可缓慢或突然发生,病人可因膀胱过度膨胀引起小腹疼痛,严重者还会引起膀胱破裂。故尿潴留为一急症,一旦发生,需紧急处理。

根据尿潴留发生的机制可分为以下几种原因:(1)尿道狭窄或阻塞:此种情况常见于尿道外伤、结石、异物或肿瘤,前列腺增生也属常见原因;(2)膀胱疾病:膀胱内结石、肿瘤、炎症疤痕或应用阿托品类药物均可引起尿潴留;(3)神经性膀胱:因神经系统疾病所致的尿潴留,称神经性膀胱,这是临床上最常见的尿潴留病因,见于脑血管疾病、外伤性截瘫和横贯性脊髓炎病人。

排尿是大脑、脊髓、神经、膀胱逼尿肌及尿道括约肌共同协调来完成的动作,其中任何一个环节发生障碍都不能维持节制功能,尿液会不自主地流出,称为尿失禁。

尿失禁依据病因和发病机制不同,分为以下三种:(1)真性尿失禁:是因膀胱逼尿肌张力增高及(或)尿道括约肌过度松弛引起的,见于膀胱及尿道病变如结石、炎症、肿瘤等,分娩、外伤、手术等损伤了尿道括约肌也可出现真性尿失禁;(2)假性尿失禁:系由下尿路梗阻或膀胱逼尿肌无力或麻痹引起膀胱膨胀,内压升高,尿液被迫溢出,故又称"溢出性"尿失禁;(3)应力性尿失禁:各种原因引起尿道括约肌松弛,在咳嗽、大笑、打喷嚏、举重物或屏气时,引起腹内压升高,尿液不经意流出,又称为应力性尿失禁。此外,主管尿道括约肌的下运动神经元损伤也可使其松弛而出现尿失禁。

2.12 怎样及早发现肾脏病?

肾脏病是一种缠人的顽症,一般的方法治疗起来是很困难的。因此,必须早发现、早治疗,免得最后病人膏肓,悔之晚矣。尿液的分析化验是发现肾病最重要的措施。它是肾脏或尿路疾病的第一个监测指标，当出现下列情况时，有必要做尿液分析：

(1) 尿液中出现泡沫；

(2) 偶然发现血压升高；

(3) 肉眼可以发现血尿、尿色转深；

(4) 发现浮肿，如眼睑、颜面或下肢出现浮肿；

(5) 出现头晕、头痛、失眠、健忘、腰疼、体倦乏力、口干、手足心热、怕冷和足跟胫痛等症状；

(6) 出现尿频、尿急、尿痛和腰疼症状；

(7) 身上发现出血点或过敏性紫癜；

(8) 患糖尿病 5 年以上，尿泡沫多，视力不好；

(9) 有肾炎病史。

第三章　尿液检查

尿液是血液经肾小球滤过，在肾小管被重吸收后，再加上肾小管的排泌，最终形成的排泄物。由此不难理解，肾脏疾病为什么会在尿液中反映出来。尿液检查取标本简单、方便，临床意义重大，是诊断肾脏疾病不可替代的辅助检查之一。

尿液检查项目众多，本章只介绍尿液的一般性状、化学检查及尿沉渣显微镜检查。

3.1　尿液是怎样产生、储存和排出体外的？

水分经胃肠道吸收进入血液循环，流经腹主动脉后，便进入一个叫肾动脉的分支血管，入肾后再分布到很多细小的分支血管中，最终进入入球小动脉，到达肾小球。肾小球是血液滤过器，据计算，两侧肾脏每天经肾小球滤过的滤液有150～200升之多，但是人每天排出的尿只有1.5～2.0升，也就是说尿量仅占肾小球滤液的1%，其余的99%被肾小管重吸收再回到血液中去。因此，肾小球滤液被称为原尿，进入膀胱排出体外的才被称为尿液。

生成尿液的重要环节之一是肾小球滤过。肾小球滤过受多种因素的影响。首先，肾小球毛细血管要有足够的滤过压力和滤过面积。滤过压力一定要克服一部分肾球囊内和血浆胶体渗透压力的总和，才能保证滤过。临床上血压低到一定程度就会出现尿量减少或无尿，这就是毛细血管滤过压过低甚至为零的缘故。

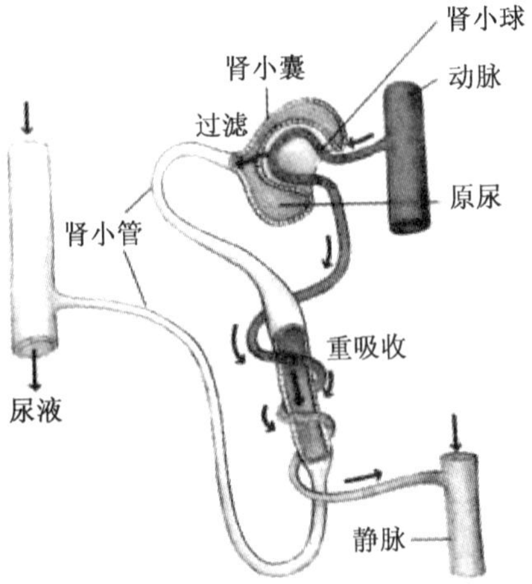

尿液产生的模式图

（图片来源：http://www.zixunedu.com/upload/2009_03/090312144142076.jpg）

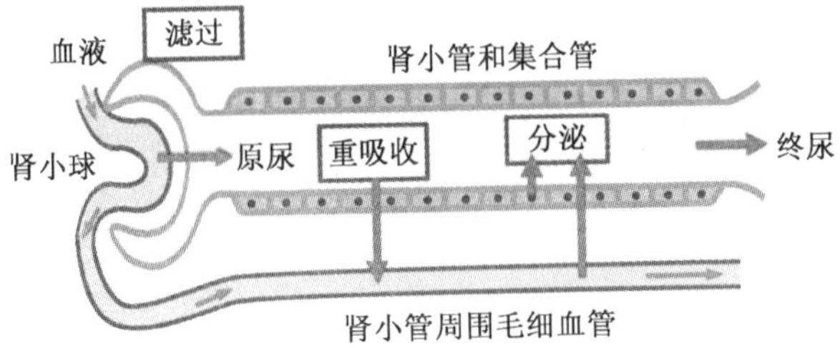

终尿产生的过程

（图片来源：http://www.shenkang.com/Knowledge/UploadFiles_9436/200707/20070705181856481.jpg）

若要认识肾小管在尿生成过程中所起的作用，不妨把原尿与终尿的成分作一对比分析，就会发现二者有显著不同。原尿中的成分，除大分子胶体物质外，其他成分（葡萄糖、非蛋白氮、无机盐等）与血浆浓度基本相等。原尿中有少数蛋白质,终尿中蛋白质微量(<150 毫克/24 小时);原尿中的葡萄糖浓度与血浆浓度等同,而终尿中却无葡萄糖,说明小分子蛋白质和葡萄糖被肾小管重吸收了。有些物质在终尿中的含量比原尿中的还多,例如钾离子增加了好几倍,肌酐比血液中增加了 100 倍,氨的浓度比原尿中高 400 倍左右,尿酸碱度也有改变,血液近乎中性,而终尿为弱酸性。对比结果说明,肾小管不仅有很大的重吸收功能,还有分泌和排泄功能。

综上所述,尿液生成包括以下三个过程:

(1)肾小球滤过:当血液流经肾小球滤过膜时,除血细胞、大分子蛋白质不能滤过外,其余血浆成分(不与蛋白质结合的)均可滤过。

(2)肾小管和集合管的重吸收:肾小管对肾小球滤液中的物质可有选择性地重吸收,近端肾小管重吸收肾小球滤液的 60% ~70%,葡萄糖、氨基酸及蛋白质在正常浓度时几乎全部被近端肾小管重吸收;98% 的钾离子、70% 的钠离子和氯离子被近端肾小管重吸收;尿素、尿酸部分被重吸收;钙、镁、磷和碳酸盐亦大部分被重吸收;99% 的水分被近端小管、髓袢和集合管重吸收。

(3)肾小管的排泌:钾离子可自由通过肾小球滤过膜,但 98% 被近端肾小管重吸收,余下的 2% 被髓袢重吸收,最后排出的钾离子是远端肾小管排泌的。近端肾小管还排泌氢离子,酸化尿液,以调节机体酸碱平衡。

尿液不断生成后沿引流系统注入膀胱中储存。膀胱的伸缩性很强,当储存到一定量后,沿脊髓神经上传大脑皮层,便产生尿意。条件允许时,大脑皮层便通过脊髓神经发出指令,使尿道括约肌松弛开放,逼尿肌收缩施压,尿液排出。

3.2 健康人尿液中含有什么物质?

若以一昼夜 1 500 毫升尿液分析,尿中固体总量约为 60 克,其中有机物 35 克,无机物 25 克。

(1) 有机物:① 尿素 30 克,尿液中尿素浓度为 2%,血中尿素浓度为 0.03%,前者约为后者的 70 倍;② 尿酸 0.7 克;③ 肌酐 1.5 克;④ 马尿酸 0.7 克;⑤ 其他 2.1 克。

(2) 无机物:① 氯化物 15 克;② 硫酸 2.5 克;③ 磷酸 2.5 克;④ 硝酸 <0.1 克;⑤ 钾 3.3 克;⑥ 钠 3 ~ 5 克;⑦ 镁和钙 0.8 克;⑧ 铁 <0.01 克;⑨ 氨 0.7 克。

3.3 怎样正确收集尿液做化验检查?

为避免化验结果假阳性或假阴性,正确收集尿标本非常重要。收集尿液标本务求清洁新鲜,一般尿常规检查最好取晨尿,因晨尿较为浓缩,尿中有形成分多,且不受进食、饮水影响,能较充分地显示肾疾病的情况。留尿标本时取中段尿可避免尿道分泌物影响化验结果。女性应避开月经期,以免月经血混入尿液,取尿前用纸巾清洁外阴部,可避免阴道分泌物污染尿标本。尿细菌学检查取尿标本则要求十分严格,应先用肥皂水反复冲洗外阴部,再用新洁尔灭消毒尿道口,用无菌试管留取中段尿,做培养检查。特殊检查尚有相应的尿标本留取法。如做尿 β_2 微球蛋白测定和酚红排泄率检查之前,要求受试者饮一定量的水;做昼夜尿密度试验时要定时留尿等。

3.4 尿常规检查包括哪些内容？正常的尿常规如何？

尿常规检查一般包括以下三组检查内容：

(1) 尿液一般性状检查：① 尿量：24 小时总尿量为 1 000 ~ 2 000 毫升。② 颜色和透明度：正常人新鲜尿液呈淡黄色、透明。尿颜色受尿量影响，尿量越少，尿色越深；另外，药物、食物可改变尿液颜色。尿液放置后常因盐类析出而混浊。③ 尿密度：健康人尿密度波动范围是 1.003 ~ 1.030，是指大量饮水或缺水口渴情况下的变动，而正常生活状态下，尿密度范围是 1.015 ~ 1.025。

(2) 尿化学检查：① 尿酸碱度：尿液 pH 值受饮食影响，波动于 4.5 ~ 8.0。进肉食多时，尿液呈酸性；进食蔬菜、水果多时，尿液呈碱性；正常人尿液呈弱酸性，pH 值为 6 左右。② 尿蛋白：正常人尿蛋白微量(150 毫克/24 小时)，常规定性检查阴性。③ 尿糖：正常人尿糖极微量(100 ~ 300 毫克/24 小时)，尿糖定性试验阴性。④ 尿潜血：正常人尿中无血红蛋白，尿潜血阴性。⑤ 尿酮体：正常人非饥饿状态下，尿中无酮体，呈阴性反应。⑥ 尿胆原及胆红素：受饮食影响可呈阴性或弱阳性反应。⑦ 亚硝酸盐还原试验：系用于诊断尿路感染的试验，正常人呈阴性反应。

(3) 尿显微镜检查：取新鲜尿沉渣滴于玻片上，显微镜下观察以下内容：① 红细胞：正常人尿中无或有微量红细胞(≤2 个/高倍视野)；② 白细胞：正常人尿白细胞 0 ~ 5 个/高倍视野；③ 管型：正常人尿中偶见透明管型，其他管型不应出现。

3.5 正常人的尿液为什么呈淡黄色？尿色变化可能有什么问题？

尿液是由人体肾脏产生的一种排泄物。机体产生的如尿素、尿酸、肌酐、肌酸等对人体有害的物质均随尿液排出体外。

正常人的尿液为淡黄色、澄清、透明的液体，色素是尿中的尿色素、尿胆素和尿胆红质共同产生的。尿液搁置久了以后，细菌在其中生长繁殖，析出盐类结晶，可使尿液变得浑浊，并且产生一股难闻的气味。

尿液是反映人体健康的一面镜子。尿色的改变可能是疾病的一种信号，它提示人们可能是泌尿系统或血液系统发生了某些病理变化。那么，我们怎样从尿色的改变来识别疾病呢？常见的尿颜色异常有下列几种：

（1）红色尿：尿液呈鲜红色（洗肉水样）或暗红色提示以下几种可能：① 血尿：1升尿中含1毫升血时，尿液即呈红色，此种情况见于肾小球源性（肾炎）和非肾小球源性（尿路疾病）。② 血红蛋白尿：尿潜血阳性，尿镜检无红细胞，常见于肾外疾病及各种原因引起的溶血等。③ 色素尿：常见于口服利福平、进食甜菜、静脉注射酚红等情况。

（2）乳白色尿：当尿中混有淋巴液时，因淋巴液中含有大量脂肪微粒，可使尿液混浊并呈乳白色。因此，乳白色尿又称乳糜尿。乳糜尿常见于丝虫病引起的淋巴管阻塞。尿乳糜试验阳性即可确诊。脓性尿中混有大量脓细胞，也可呈乳白色。脓性尿见于泌尿系统的化脓性感染，如肾盂肾炎、膀胱炎、淋球菌性尿道炎等。

（3）黄色尿：尿液呈深黄色，病态常见于肝炎或胆道阻塞疾病，口服复合维生素B、维生素B_2以及黄连素等药物也可使尿液呈黄色。

（4）绿色或蓝色尿：较少见。口服氨苯蝶啶时尿液呈蓝色；阻塞性黄疸时胆绿素在尿中增多，尿液可呈暗绿色；尿中含亚甲兰等化学药物时，尿液也可呈蓝色。

值得注意的是，尿色的改变并不都是某种疾病的反映。除服用某些药物可引起尿色改变外，发热、出汗过多时，尿液可浓缩如红茶；婴儿在寒冷的环境中，可排带磷酸盐、尿酸盐的乳白色尿。

总之，尿色改变可能是某种疾病的反映，应注意辨认，查找原因，切不可掉以轻心，以免造成始料未及的后果。

3.6 尿液浑浊是怎么回事?

医院门诊上常接诊因尿浑浊前来求医的病人,他们认为是蛋白尿,甚至怀疑自己患了肾炎。其实蛋白尿尿色是不浑浊的,因蛋白质溶于水,就和鸡蛋清一样,虽是蛋白质,但是无色透明的,那么尿液浑浊究竟是怎么回事呢?

(1) 尿中有盐类结晶:如果尿中含有大量磷酸盐、碳酸盐,在碱性尿中可沉淀出来,使尿呈灰白色,特别是在冬季或儿童尿在地面上时,更易发生白色结晶体析出。如果怀疑尿中蛋白与盐类结晶混合存在,可在尿中加几滴醋酸。如为盐类结晶,遇酸后可溶解,使尿液变清亮;如果是蛋白质,加酸后尿液仍然浑浊。

(2) 脓尿:严重的尿路感染时,尿中有大量细菌生长、繁殖,含有很多白细胞、脓细胞、红细胞等有形成分,尿浑浊且有异味。

(3) 乳糜尿:尿中含有大量淋巴液(淋巴液中含有大量脂肪颗粒)时,尿浑浊呈乳白色。

(4) 其他:尿标本放置时间太长,尿液被细菌污染时也可引起尿浑浊。

由此可见,尿浑浊有可能是病态,也可以是生理因素所致,需仔细弄清后才能处理。

3.7 尿中泡沫多提示什么?

有经验的肾脏病病人,经常留心观察尿液的泡沫变化。将尿液排入容器后,正常时可激起一层细小的泡沫,但数秒内即可消散;而有蛋白尿时,所激起的泡沫大而且多,很长时间不能消散,这是蛋白质使尿的表面张力增大之故。所以肾脏病病人排尿时观察泡沫情况,也不失为监测疾病最简便的方法。

3.8 测定尿密度和渗透浓度有何用途?

尿密度反映尿中溶质和水的比例,而尿渗透浓度则反映尿中溶质分子和离子的浓度。正常人尿密度为1.015～1.025,尿渗透浓度在600～1 000毫渗量/升。尿密度和尿渗透浓度都是反映肾小管浓缩、稀释功能的检查指标。但密度仅反映溶质的质量和密度,而不反映溶质的浓度;尿渗透浓度则反映溶质的分子和离子数目,故更能准确地反映肾小管的浓缩、稀释功能。

正常血渗透压保持在285～310毫摩尔/升,是依靠肾小管不停地改变尿渗透压来实现的,尿渗透浓度与血渗透浓度的比值=1时,为等渗尿;比值>1时,为高渗尿,表示尿液被浓缩;比值<1时,为低渗尿,表示尿液被稀释。正常情况下,尿渗透浓度与血渗透浓度的比值>2。如该比值<2,则表示肾浓缩尿的能力差;如果尿渗透浓度低而固定,不受血渗透浓度高低而影响,说明肾的浓缩、稀释功能丧失殆尽,是终末期肾病的表现。

3.9 尿糖阳性见于哪些情况?

正常人尿中葡萄糖极微量,尿糖阴性。若尿糖为"+"或以上时,可视为糖尿。出现糖尿不一定是糖尿病,因糖尿病是根据血糖浓度来诊断的,而不是根据尿中葡萄糖多少确诊的。尿中出现葡萄糖见于下述几种情况:

(1) 糖尿病:该病系由胰岛素绝对或相对缺乏引起的以糖代谢紊乱为特点的代谢性疾病。临床上多有"三多一少"(多饮、多食、多尿、体重减轻)的表现,且血糖高,尿糖阳性。

(2) 肾性糖尿:正常肾脏只有当血糖>170毫克/分升,尿中才会出现葡萄糖,此即为肾糖阈。肾性糖尿是指血糖还未到肾糖阈的浓度,尿中就出现了葡萄糖，临床上见于肾小管重吸收功能减退的疾病，如范可尼综合征即为典型的肾性糖尿。

（3）生理性糖尿：可见于妊娠期、哺乳期的妇女；精神高度紧张、食糖或注射葡萄糖过多等也可引起暂时性糖尿。

（4）其他：甲状腺功能亢进、颅脑疾病、胃肠疾病、某些药物（皮质激素、避孕药、噻嗪类利尿剂）均可引起血糖升高，尿糖阳性。

尿糖定性与定量有一定关系，尿糖“±”表示尿糖在0.25克/分升以下；“+”~“++++”分别表示尿糖在每分升尿中有0.5克、0.5~1克、1~2克及2克以上。

3.10 尿沉渣镜检“+”与镜下定量有何关系？

临床检验中，尿镜检白细胞、红细胞、管型常以“+”报告，每高倍视野6~10个为“+”、10~20个为“++”、21~40个为“+++”，大于40个为“++++”。

3.11 什么叫管型？正常人尿中有管型吗？

管型是蛋白质、细胞基质及其碎片在肾小管内凝聚而成的柱状体。正常人尿中偶见透明管型，但不应出现其他管型，若出现其他管型即有病理意义。

3.12 管型尿有什么临床意义？

12小时尿沉渣计数超过5 000个，或尿沉渣镜检管型增多，或出现多种管型，即称管型尿。不同管型尿的发生机制与临床意义各不相同，其形成受肾小球滤液中蛋白质和细胞含量以及尿流量、尿浓缩等因素的影响。红细胞管型提示血尿来自肾实质，白细胞管型常见于肾盂肾炎，颗粒管型见于各种肾小球肾炎和肾小管炎症、损伤等，蜡样管型见于慢性肾功能不全，粗大的上皮细胞管型见于急性肾小管坏死，脂肪管型见于肾病综合征。

3.13 什么情况下要做尿爱迪计数检查？

尿爱迪计数并不十分复杂，但要准确地收集12小时尿液，对其中的白细胞、红细胞及管型作定量计算。一般在临床上怀疑泌尿系统有病变，而尿常规检查又不能肯定时，或为了更精确地观察某种泌尿系统疾病时，均可做此项检查，以避免尿常规取的一次尿的不足。正常值：红细胞 <50 万个，白细胞及圆形上皮细胞 <100 万个，管型 0～5 000 个。为了省时，也可收集 3 小时尿，计算出 1 小时细胞排泄率，正常人红细胞 <10 万个，白细胞 <40 万个。

作尿爱迪计数时留取尿液时间要准确，勿多饮水，女性留尿时应先清洗外阴部，炎热季节里应在标本容器里放入 10% 的甲醛 1 毫升，起防腐作用。

3.14 怎样做尿细菌检查？

尿细菌检查是确诊尿路感染的主要手段，主要有以下两种方法：

（1）尿沉渣涂片：留取新鲜尿液，直接在显微镜下找细菌。

（2）尿细菌培养和菌落计数：根据尿液细菌的菌落数来判断，才具有确诊意义，且对选择抗生素有指导意义。

尿细菌检查留取尿标本时需注意以下几点：（1）容器需清洁、干燥和无菌，取尿前应洗净外阴部或包皮，用新洁尔灭消毒尿道口周围，并取中段尿。（2）务必取晨尿，以保证尿液在膀胱中储存 6～8 小时，使细菌有足够的生长繁殖时间。（3）所查尿标本需新鲜。若留置时间长，尿中细菌繁殖，易造成假阳性。（4）若病人已用过抗生素，需停药 5 天以上才能作尿培养。

3.15 观察尿细胞形态有什么临床意义?

血尿(红细胞尿)是多种疾病所共有的一个临床表现,其原发病的治疗方法及预后相差很大,确定血尿的原发病对治疗方案的确定有重要意义。用相差显微镜观察尿红细胞形态,可将血尿分为肾小球源性和非肾小球源性两大类。肾小球源性血尿中多为畸形红细胞,呈葫芦状、面包圈状、草莓状等,提示为肾小球疾病引起;而非肾小球源性血尿中红细胞为正常形态,提示是尿路结石、炎症、结核及肿瘤等非肾实质性疾病。此项检查有8% ~10%的假阳性率和10%的假阴性率,分析结果时需注意。

3.16 测尿本周蛋白有何临床意义?

尿本周蛋白即凝溶蛋白,约半数多发性骨髓瘤病人在尿中出现这种蛋白,临床上常用做多发性骨髓瘤的筛选诊断。

3.17 尿脱落细胞学检查可用于诊断哪些疾病?

尿脱落细胞学检查广泛用于诊断肾和尿路肿瘤,因其有一定局限性,而且很难做到早期诊断,加上CT、磁共振等技术的应用,现已几乎不被人们重视。此方法的优点是:病人无任何痛苦,取标本方便、简单,有经验的医师通过此项检查常能对一些疾病作出筛选诊断。从尿沉渣中可辨别以下几种细胞:

(1) 上皮细胞:又称复层上皮细胞,来自阴道表层和尿道前段。尿道炎时尿中可大量出现。

(2) 移行上皮细胞:来自肾盂、输尿管及膀胱的移行上皮组织。据来源部位不同,分为以下三种:① 表层上皮细胞:来自膀胱;② 中层移行上皮：来自肾盂或输尿管；③ 底层移行上皮细胞：来自输尿管、膀胱和尿道上皮深层。

（3）小圆上皮细胞：因来自肾小管立方上皮，亦被称为肾小管上皮细胞。肾小管病变时，可在尿中大量出现。

（4）肿瘤脱落细胞：肾门、输尿管、膀胱任何一处的肿瘤细胞都可脱落于尿中而被检出。检查时要求收集足够的尿液（200～300 毫升），其沉渣必须用 50% 的乙醇立即固定，检验师必须对尿路正常组织的细胞学形态非常熟悉，才能与肿瘤细胞进行鉴别。

3.18 怎样做尿三杯检查？

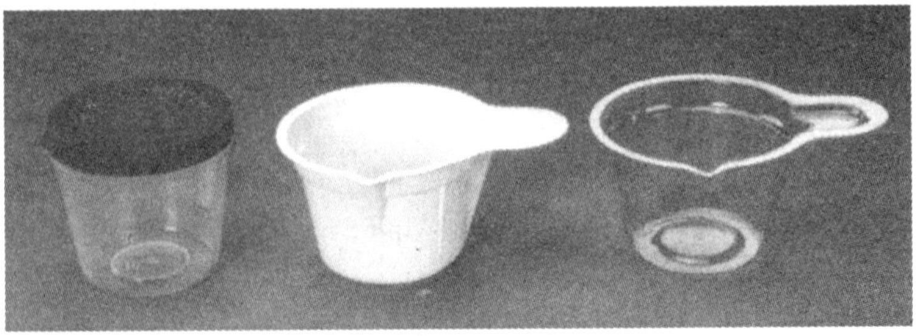

尿三杯检查是尿化验检查中一种了解病变部位的特殊检查。做尿三杯检查的注意事项为：首先清洗外阴及尿道外口，将一次排尿的最初 10～20 毫升尿留于第一杯中，中间 30～40 毫升尿留在第二杯中，终末 5～10 毫升留在第三杯中。

3.19 何谓血尿？怎样判定尿内红细胞是生理性还是病理性？

血尿即尿中带血。正常人尿镜检每个高倍视野可见到 0～2 个红细胞。离心后每个高倍视野红细胞若超过 3 个，即为不正常。血尿程度取决于尿路出血量多少，临床上依据血尿在排尿过程中出现的时间分为起始血尿、终末血尿及全程血尿三类。

判断尿内红细胞是生理性还是病理性，比较公认的标准是：取尿液10毫升，以1 500转/分的转速离心5分钟，沉渣涂片，在400倍显微镜下观察，1个视野内见到红细胞10个以上者为显微镜下血尿，5～10个为可疑，5个以下属生理性。

3.20 血尿主要由哪些疾病引起？

（1）泌尿系统本身疾病：占血尿发生原因的95%，其中50%是由肾小球疾病、感染（包括结核）和泌尿系肿瘤所致。① 肾小球疾病：包括多种以双侧肾小球受累为主要病变的疾病。其中大部分属原发性肾小球疾病，如链球菌感染后的急性肾小球肾炎、IgA肾病、系膜增生性肾小球肾炎、新月体性肾小球肾炎、薄基底膜肾病等；部分继发于全身性疾病，如系统性红斑狼疮、过敏性紫癜、结节性多动脉炎、糖尿病性肾微血管病变等；还有小部分属先天性遗传性疾病，如Alport综合征等。② 肾小管-间质疾病：多见于急慢性间质性肾炎、重金属和止痛药引起的肾病、囊性肾脏病等。③ 感染：见于急慢性肾盂肾炎、膀胱炎、肾及膀胱结核、淋球菌尿道炎等。④ 肾及膀胱肿瘤：若中老年人出现无痛性血尿，应警惕泌尿系肿瘤。⑤ 创伤：泌尿系统任何一个器官受到创伤时都可以出现血尿，如肾挫伤、外伤性肾破裂、输尿管损伤、尿道损伤等。⑥ 泌尿系结石：如肾结石、输尿管结石、膀胱结石等。

（2）全身性疾病：包括以下几种：① 血液病：如血小板减少性紫癜、过敏性紫癜、血友病等。用肝素或华法令抗凝治疗的病人也可发生血尿，但停药后可消失。② 心血管疾病：如高血压肾小动脉硬化、血管炎等。③ 结缔组织疾病：如系统性红斑狼疮、结节性多动脉炎等。④ 感染性疾病：如败血症、钩端螺旋体病、流行性出血热等。

（3）其他：如运动性血尿、肾下垂、药物或化学物品（如磺胺类、水杨酸类、注射庆大霉素剂量过大或用药过久时）引起的血尿和经反复检查病因未明的特发性血尿等。

一般而言，青少年血尿多发生于肾小球疾病和感染性疾病；中年人则以尿路感染、结石及膀胱肿瘤多见；老年人血尿男性以前列腺疾病和尿路肿瘤多见，女性则以尿路感染多见。

3.21　尿色发红是否就是血尿？

尿色发红可能是下述几种情况之一，需结合临床表现和化验检查确定。

（1）血尿：显微镜下尿红细胞数每个高倍视野3个或以上，或每毫升尿液红细胞数大于8 000个。

（2）血红蛋白尿：常见于血型不合的输血、蚕豆病、恶性疟等疾病。此类病人血液中的红细胞遭到大量破坏，发生血管内溶血，使血浆中游离的血红蛋白升高，进入肾脏，产生血红蛋白尿所致。血红蛋白尿化验潜血阳性，镜检无红细胞。

（3）色素尿：摄入某些食物或药物如甜菜根、氨基比林、酚磺酞、酚溴酞钠和山道年或大黄（在碱性尿中）等可出现红色尿。这些情况下的尿液与血尿不同，其尿潜血及镜检均无异常发现。

（4）假性血尿：月经、子宫、阴道出血或痔出血及其他人为因素使血液混入尿液，镜检结果同血尿。

3.22　诊断血尿有哪些特殊检查方法？

一般来说，内科疾病引起的血尿，因多数是肾脏疾病所致，结合病人有水肿、高血压及肾功能减退，或者在血尿的同时兼有蛋白尿、管型尿等，即可获得临床诊断。外科疾病引起的血尿多数需做特殊检查，才能确诊。

（1）放射线检查：主要包括以下四种检查：① KUB平片：即肾、输尿管、膀胱平片。清洁肠道后直接摄片，可观察肾影大小、形态，及发现不透X线的结石影。② 静脉肾盂造影：须静脉注射尿路显影剂，除可观察肾的功能外，还可更清楚地显示整个尿路有无结石、肿瘤及尿路通畅情况。③ 逆行肾盂造影：适用于肾功能差、静脉肾盂造影不能显示尿路或肾盂积水者。需借助膀胱镜，找到膀胱输尿管开口，将导管送入肾盂再注射造影剂，观察内容同静脉肾盂造影。④ 肾动脉造影：对肾脏占位性病变、血管狭窄与畸形以及肾动静脉瘘有诊断意义。

（2）B超检查：已广泛地用于临床，对确定肾脏的大小、形态、位置及诊断肾囊性和占位性病变有重要价值。充盈膀胱后做此项检查可诊断膀胱和前列腺疾病。

（3）膀胱镜检查：临床疑有膀胱疾病如炎症、结核、肿瘤等，经一般检查不能确诊者，可做膀胱镜检查，以明确病变部位、范围及性质，并可取活组织检查。

（4）CT及磁共振检查：对肾肿瘤、囊肿及血管病变，一般检查不满意者，可做此项检查。

（5）放射性核素：主要利用放射性核素具有γ射线的特点，在体外动态测定肾的血流、分泌及排泄情况，显示肾和输尿管、膀胱的形态及病灶。

（6）肾活检：已确定为肾实质疾病引起的血尿之后，若要进一步明确病理诊断，则需做肾活检，这对于指导治疗和判断预后都有重要意义。

3.23 哪些类型的肾炎易发生血尿？

（1）增生性肾小球肾炎：如链球菌感染后急性肾小球肾炎、急进性肾小球肾炎（新月体性肾小球肾炎）、IgA肾病、系膜增生性肾小球肾炎、系膜毛细血管性肾小球肾炎等。

（2）继发性肾小球肾炎：常见的如狼疮性肾炎、紫癜性肾炎。

（3）薄基底膜肾病：即良性家族性血尿。本病多发生于儿童，表现为单纯性血尿，肾功能正常，穿刺肾组织在光镜和荧光镜下正常，电镜下所测肾基底膜厚度为 153～213 纳米（正常值为 350±43 纳米）。

（4）遗传性肾炎：又称 Alport 综合征，是一种家族遗传性疾病。除出现血尿外，还常有神经性耳聋、眼晶状体异常和进行性肾衰竭。

（5）其他：局灶性肾炎常出现血尿，局灶性节段性肾小球硬化有半数以上也发生血尿。另有一种良性复发性血尿，其表现与薄基底膜肾病相似，但肾活检基底膜正常，也无家族史。

3.24 容易被漏诊的血尿疾病有哪些？

（1）某些肾小球疾病：单纯血尿而其他表现轻微的肾小球疾病，在做肾活检之前易漏诊，如 IgA 肾病、薄基底膜肾病及局灶性肾小球肾炎等。

（2）肾血管疾病：有学者在 46 例原因不明的肾性血尿病人中做选择性肾血管造影，发现约 50% 的病人有肾血管病变，见于肾动静脉瘘、动脉瘤、血管畸形、肾盂和黏膜下静脉窦沟通等。出血的原因多系肾静脉系统瘀血，导致肾盏附近的小静脉破裂而出血。

（3）小儿特发性高尿钙症：据报道，小儿血尿中 2.9%～6.2% 为本病所致，其特点是血钙正常、尿钙增加（24 小时尿钙＞4 毫克/千克体重），多有尿石症家族史。尿钙升高是由于肠钙吸收增加或肾小管对钙吸收不全所致。

（4）肾下垂：多见于瘦长体型，且以女性为多。由于肾脏活动度大，易于扭曲肾门处血管和输尿管，造成肾静脉血液淤滞而发生血尿。

（5）前列腺疾病：可因引起血尿而漏诊。

（6）肾微小结石：肾内体积较小的结石足以引起血尿，但一般检查常不能证实，临床上易忽略。

（7）腰痛血尿综合征：多见于年轻妇女，与口服避孕药有关，临床特点为反复发生肉眼血尿，常伴有单侧或双侧腰痛，可有低热和少量蛋白尿，肾功能及血压正常，肾活检肾小球小动脉壁可有 C_3 沉积，肾叶间和弓形动脉及肾小动脉可有狭窄和扭曲。

3.25 什么叫特发性血尿？

血尿病人中约有6% ~8%查不到病因，称为特发性血尿。其病因可能是微小结石、肾局灶性炎症、肾微小血管病损或早期肿瘤等，需注意追踪观察。有人对500多例病因不明的镜下血尿病人随访3年，结果有22例查到了病因，足可见长期随访的重要性。

3.26 怎样给血尿进行定位诊断？

（1）血尿伴随的表现：内科疾病引起的血尿多属镜下血尿，外科疾病引起的血尿多属肉眼血尿。血尿伴蛋白尿、管型尿以及高血压、水肿、肾功能损害时多系肾小球疾病，伴有发热、尿路刺激征时可能是尿路感染，伴肾绞痛时多属肾、输尿管结石，伴皮疹时可能是系统性红斑狼疮或过敏性紫癜肾炎。

（2）血尿出现的时间：血尿发生于排尿之初，称为起始血尿，可能是尿道疾病；发生于排尿末，称为终末血尿，病变多位于膀胱颈部、三角区或后尿道；排尿全过程均为血尿，称为全程血尿，提示出血在肾脏。可用尿三杯试验确定出血在哪个部位，病人在不中断排尿过程中，将起始、终末、全程尿液分别收集在三个洁净容器中，用显微镜观察尿红细胞含量，便可初步确定出血部位。

（3）尿红细胞形态观察：用相差显微镜观察尿红细胞形态、红细胞血红蛋白分布等，可将血尿区分为肾小球性血尿和非肾小球性血尿两大类。

3.27 健康人尿中有蛋白吗?

健康人血中的小分子蛋白质和水分等可完全经肾小球滤过,但绝大部分在流经肾小管时被重吸收,仅有微量蛋白质(24 小时尿蛋白定量在 150 毫克以下)在尿中排出,尿常规检查为阴性,所以,通常人们认为尿中没有蛋白质。

3.28 蛋白尿是怎样产生的?

蛋白尿的产生机制较复杂。来源不同的蛋白尿,产生机制各不相同。一般根据来源和尿蛋白电泳分析,将蛋白尿分类如下:

(1) 肾小球性蛋白尿:即肾小球疾病(各种肾小球肾炎、肾病综合征等)引发的蛋白尿,尿蛋白分子量多大于 10 万,称为大分子量蛋白尿。其主要原因是肾小球滤过膜通透性增加,具体来说是肾小球滤过膜分子屏障和电荷屏障被破坏所致。肾小球滤液中的蛋白质大量增加,超过了肾小管的最大重吸收能力,就会引起蛋白尿。此时 24 小时尿蛋白定量常超过 3 克,其中白蛋白占 60% ~90% 。

(2) 肾小管性蛋白尿:正常时小分子量蛋白质包括 β_2 微球蛋白、溶菌酶、核糖核酸酶等,经肾小球滤过后几乎全部被肾小管重吸收。因肾小管重吸收功能障碍或本身分泌的黏蛋白增多引起的蛋白尿,称肾小管性蛋白尿,24 小时尿蛋白定量多在 2 克以下,分子量在 5 万以下,以小分子蛋白尿为主。

(3) 溢出性蛋白尿:肾小球、肾小管功能均正常,血中有异常蛋白质,可经肾小球滤过,但不被肾小管重吸收,而从尿中排出。如多发生骨髓瘤病人的凝溶蛋白及血管内溶血的血红蛋白,即属于此类。

此外,肾远曲小管和集合管受损时,会分泌 IgA 及大分子 Tamm-Horsfall 蛋白,称分泌性蛋白尿;肾组织破坏后胞质中酶及蛋白质释出,形成肾组织蛋白尿。临床上可出现两种蛋白尿并存的情况,如肾小球、肾小管同时受损害时,会出现大、中、小分子蛋白都有的混合性蛋白尿。

3.29 常用哪些方法检测尿蛋白?

(1) 尿蛋白定性

① 蛋白试纸法:是利用尿蛋白与某种指示剂(如溴酚蓝)结合产生的颜色反应,根据试纸上的颜色变化,再与标准颜色比较,确定尿蛋白为"-"~"++++"。此法简便、快捷,适用做筛选检查,缺点是尿液过于酸性(pH 值 <3)时会出现假阴性,过于碱性(pH 值 >8)时会出现假阳性。

② 磺柳酸法:于受检尿液中加入适量磺柳酸,利用带阴性电荷的磺柳酸与尿中带阳性电荷的蛋白质相结合形成不溶性蛋白盐而沉淀并产生浓度反应的表现来判断尿蛋白的多少。

③ 加热醋酸法:先把受检尿液加热,再滴入醋酸,使尿中蛋白质变性形成白色混浊,据浊度判断尿蛋白多少。

磺柳酸法和加热醋酸法都是根据受试尿液的浊度来判断的。"-"表示尿蛋白为每分升 10 毫克以下;尿沉渣白色浑浊但无颗粒为"+",尿蛋白每分升 30 毫克;尿呈颗粒状混浊为"++",尿蛋白每分升 100 毫克;尿呈絮状混浊为"+++",尿蛋白每分升 300 毫克;尿蛋白凝固成块为"++++",尿蛋白每分升 1 000 毫克以上。

(2) 尿蛋白定量

24 小时尿蛋白定量可避免尿液过于稀释或浓缩以及间歇性排泄蛋白尿的伪差,更准确地反映病情。尿蛋白定量检查方法也很多,常用艾司巴赫定量和磺基水杨酸比浊定量法,结果计算均以所测单位容积的蛋白质定量乘以 24 小时尿总量。故做此项检查时,需准确记录 24 小时总尿量,混匀尿液后取数十毫升送检即可。

(3) 尿蛋白电泳分析

能进一步将尿中蛋白质按分子质量的大小加以区分,以确定是大分子蛋白尿(分子质量>10万),中分子蛋白尿(分子质量5~10万),还是小分子蛋白尿(分子质量5万以下),从而鉴别是肾小球性蛋白尿或肾小管性蛋白尿,还是混合性蛋白尿,在临床上颇有价值。

3.30 尿蛋白"+"越多,病情就越严重吗?

尿蛋白多少不仅是诊断肾脏病的重要依据,而且是判断肾脏病疗效的重要指标之一。但对大多数肾脏病来说,尿蛋白多少并不能反映其病理变化程度,更不能以此来判断肾功能的好坏,必须结合病人的临床表现和其他化验检查,以明确影响尿蛋白的因素,全面分析,才能作出正确判断。但长期大量蛋白尿,对肾功能有明显损害,应当积极治疗,使尿蛋白降至每日1克以下,才能有效地保护肾功能。

(1) 病理类型:某些病理类型的肾脏病病理表现虽然很轻,却以大量蛋白尿为突出表现。例如,微小病变型肾病在光镜下看不出肾小球有什么异常,仅在电镜下发现上皮细胞的足突变性融合,对激素治疗效果好,预后佳。相反,终末期尿毒症,肾小球硬化,肾单位荒废,连滤出尿蛋白的能力也没有了,尿蛋白微量甚至阴性。当然,对于同一个病人最好具有病理类型诊断,其治疗过程或监测病情变化时,尿蛋白多少与病变轻重多呈比例关系。

(2) 蛋白滤过负荷:肾小球病理类型不变,血浆蛋白高时,尿蛋白排泄增多,血浆蛋白低时,尿蛋白排泄减少。此时,计算选择性蛋白尿指数,可帮助判断尿蛋白的选择性。

(3) 尿沉渣镜检:有些类型的肾炎尿蛋白不多,但血尿较为显著,而且镜检尿中红细胞较多,常提示其渗出性、增殖性病变,如新月体性肾炎,其预后较为严重。

(4) 尿蛋白电泳分析:大分子蛋白尿或混合性蛋白尿提示病变严

重，小分子蛋白尿提示病变较轻。

3.31　尿蛋白"+"与尿蛋白定量有何关系？

尿蛋白"+"相当于每分升尿中有30毫克蛋白质，尿蛋白"++"~"++++"分别相当于每分升尿中100毫克、300毫克、1 000毫克蛋白质。据此，收集24小时尿量（分升），乘以相应数值可计算出24小时尿蛋白定量。

3.32　尿蛋白选择性是什么意思？

肾小球滤过膜对血中蛋白质滤过的选择性反映其损伤的程度，损伤轻有高度选择性，反之亦然。尿蛋白电泳分析能观察到尿蛋白分子量大小。选择性蛋白尿的电泳特点是以小分子量蛋白为主，如白蛋白、α_1球蛋白和分子量小的γ球蛋白；非选择性蛋白尿的电泳特点是以大分子为主，如α_2球蛋白、纤维蛋白原、β脂蛋白等。激素对选择性蛋白尿的治疗疗效较好，而对非选择性蛋白尿的治疗效果较差。

3.33　血浆蛋白高低是否会影响尿蛋白？如何识别？

假设肾脏病变程度不变，血浆蛋白高低会影响尿蛋白。血浆蛋白高，肾小球的蛋白滤过负荷大，尿蛋白就会增多；反之尿蛋白会减少。选择性尿蛋白指数（SPI）可不受此干扰，较准确地反映肾病变程度。

$$\text{选择性尿蛋白指数(SPI)} = \frac{\text{尿 IgG/血浆 IgG}}{\text{尿白蛋白/血浆白蛋白}} \times 100\%$$

SPI <0.1 为选择性蛋白尿，>0.2 为非选择性蛋白尿。

3.34 哪些全身性疾病可引起蛋白尿?

蛋白尿如同发热、水肿等一样,仅是多种疾病的某一表现,固然蛋白尿多见于泌尿系统疾病,但全身性疾病所致者并非少见,切忌拘泥于肾炎等泌尿系统疾病,应注重临床表现及其他检查,以免延误诊断。引起蛋白尿较常见的全身性疾病有过敏性紫癜、系统性红斑狼疮、高血压肾小动脉硬化、糖尿病肾病、多发性骨髓瘤、血管炎、遗传性肾炎以及肾淀粉样变等。

3.35 怎样自己检查尿蛋白?

检查尿蛋白对诊断和治疗泌尿内科疾病十分重要。如果多次检查尿蛋白均为阴性,则病人的水肿不是由肾炎引起的。对于没有水肿也没有蛋白尿而仅有红细胞尿的病人,虽然也可能是肾炎,但是仅为少数。尿沉渣做位相显微镜检查,看是否有畸形红细胞,便大致上可诊断是否真的患肾炎。当然,鉴定畸形红细胞要求检查者有一定的检查经验,否则其报告结果会很不可靠。如果有蛋白尿,就要注意尿蛋白的量。如果是大量蛋白尿("+++"~"++++"),就可能是肾病综合征,可能需要给予强的松龙治疗。对于全身性红斑狼疮病人,如果每日检查尿蛋白有减少趋势,就表示病情好转;如果有增加趋势,就表示病情恶化,要考虑加强免疫抑制药物治疗。所以,检查尿蛋白对于泌尿内科疾病的诊断和治疗都是极其重要的。下面介绍的检查蛋白尿的方法是最古老、最费时间的,但是却是最准确的,有些学者把它叫做标准法检查蛋白尿,此法比目前流行的电脑检查法、试纸条检查法等方法准确得多和便宜得多。其检查步骤如下:(1) 晚饭后,勿饮太多水。(2) 收集次晨第一次尿(女性在尿前清洗外阴,以免白带污染)。(3) 取大试管一支,加尿液至大半管处。(4) 手拿试管下端,将上部尿液加热,加热点在尿液斜面的上端。(5) 在黑色背景下,观察尿液煮沸部分。记录其颜色和其中内容(见下表)。在这时便要判定为多少个“+”,并记录。(6)滴加食醋少许,再加热煮沸。如混浊消失,则蛋白为阴性;如混浊不消失,则蛋白阳性。

符号	颜色变化	清晰度	蛋白质含量
-	同尿色	清晰	无蛋白质
±	浅白色	轻度混浊	10毫克/100毫升尿
+	白色	明显混浊,但无颗粒	10~50毫克/100毫升尿
++	白色明显	明显混浊,有颗粒	50~200毫克/100毫升尿
+++	黄浊色	大量絮状混浊	200~500毫克/100毫升尿
++++	深黄浊色	凝固成块状	>500毫克/100毫升尿

3.36 只要有蛋白尿就是肾炎吗?

这种说法不对。临床上常可见到不少生理性蛋白尿,生理性蛋白尿又称良性蛋白尿或暂时性蛋白尿。日常生活中受到一些刺激(如寒冷、疼痛、姿势、运动、食用过多的蛋白质等)时也可能引起蛋白尿,但刺激除去后,蛋白尿即消失。

第四章　肾功能检查

肾脏的功能十分复杂，概括起来有两个：排泄功能和内分泌功能。肾通过生成尿液这种形式来排泄机体的代谢产物，多余的水、电解质，调节机体酸碱平衡。尿的生成需三个过程：(1) 肾小球的滤过；(2) 肾小管和集合管的重吸收；(3) 肾小管和集合管的排泌。肾脏同时还是一个重要的内分泌器官，能生成活性型维生素 D_3 调节钙磷代谢，生成促红细胞生成素促进血红蛋白合成和红细胞的成熟，分泌肾素、前列腺素等升压或降压物质。此外，肾对多种激素具灭活作用。临床上评价肾功能，只选择有代表意义的几项检查，便能作出结论。

4.1　常用的肾功能检查有哪些？

(1) 肾小球滤过功能：① 内生肌酐清除率；② 血肌酐；③ 血尿素氮。

(2) 近曲小管功能：① 酚红排泄率(PSP)；② 尿糖；③ 尿溶菌酶；④ 尿 β_2 微球蛋白。

(3) 集合管功能：① 尿密度；② 尿渗透压；③ 尿浓缩试验；④ 尿酸化功能。

（4）放射性核素检查：① 肾血浆流量；② 肾小球滤过率。

4.2 为什么用血胱抑素C来评价肾功能比用血肌酐和血尿素氮更好？

血肌酐是肌肉的终末代谢产物，因其分子质量小（<500道尔顿），可完全通过肾小球滤过，且不被肾小管重吸收，很少由肾小管排泌，又因人体肌容积相对恒定，三天素食后检测出的肌酐完全来自自体的肌肉组织，故受其他干扰因素较少，便成为肾功能的代表性检查。尿素氮也同属于小分子物质，是蛋白质的代谢产物，与肌酐比较而言，干扰因素多一些，如发热、代谢亢进、消化道出血及高蛋白饮食可引起轻度升高。

胱抑素C（Cystatin C）是一种低分子量蛋白质，可经肾小球自由滤过，在近曲小管被重吸收并完全降解。而肾脏是清除循环中胱抑素C的唯一器官，血清胱抑素C浓度主要由肾小球滤过率决定。此外，血清胱抑素C检测不受年龄、性别、炎症、饮食、体重以及肝功能变化的影响。由此可见，胱抑素C是一种理想的反映肾小球滤过率变化的内源性标志物。胱抑素C比血肌酐、尿素氮、肌酐清除率等目前常用的肾功能检测项目有更高的灵敏度和特异性，且操作简单，干扰因素较少，不仅在早期诊断肾功能损伤上有重要作用，而且在肾移植、儿童肾病、糖尿病合并肾功能损害等疾病中也有很好的临床诊断价值。

4.3 怎样测定内生肌酐清除率？

内生肌酐清除率（Ccr）对于评价肾功能比血肌酐（Cr）和血尿素氮更为敏感，试验前两天禁肉食，第三天清晨开始收集24小时尿液，同时抽抗凝血 5 毫升，根据病人的血肌酐检测结果、尿肌酐检测结果、身高和体重等得出内生肌酐清除率。

4.4 二氧化碳结合力可作为肾功能的检查指标吗？

二氧化碳结合力是反映血浆中碳酸氢钠含量的一项指标。直接测定其含量比较困难，临床上常用间接测定法。我们知道血中的碳酸氢钠（小苏打）是一种碱性物质，遇酸后发生中和反应释出二氧化碳，以气体的形式释放出来。根据这个道理，取病人的静脉血并分离出血浆，再加入一种酸，血中的碳酸氢钠所结合的二氧化碳便释放出来。故释放二氧化碳的多少，间接反映血浆中碳酸氢钠的含量。其正常值是 22.45 ~ 33.68 毫摩尔/升。

如前所述，肾脏有调节酸碱平衡的功能，具体是通过肾小管排泌氢离子以排出酸性物质，重吸收碳酸氢钠以保留碱来实现的。当发生肾功能不全时，肾脏碱的储备就会减少，酸性物质潴留在体内，便会发生代谢性酸中毒。在尿毒症时，病情越严重，代谢性酸中毒也越重。

4.5 尿 pH 值测定能反映什么问题？

健康人新鲜尿液为弱酸性，其 pH 值常为 5.0 ~ 7.0。但随机体代谢状态和饮食的变化，尿 pH 值最大波动范围是 4.5 ~ 8.0。进食肉类等高蛋白食物多时尿液偏酸性，进食蔬菜水果较多时尿液偏碱性。当病人有糖尿病、痛风、白血病及代谢性或呼吸性酸中毒时，尿液常呈酸性。若发生酸血症（血 pH 值 <7.35），而尿 pH 值不能相应降低，便提示肾小管泌酸保碱的能力减退。如肾小管性酸中毒血 pH 值 <7.35，当酸中毒发生

在远曲小管时，尿 pH 值 ≥5.5；酸中毒发生在近曲小管时，尿 pH 值 >5.5。

4.6 什么叫尿液酸化试验?

尿液酸化试验是一种测定肾小管功能的方法，临床上对有可疑肾小管性酸中毒的病人，常用其帮助确诊。其原理为：口服一种酸性盐类药物（氯化铵）使机体产生酸血症，肾小管功能正常时，通过分泌氢离子、产铵等使尿液酸化，尿 pH 值降低，以维持机体酸碱平衡。若肾小管不能酸化尿液，则提示肾小管功能障碍。

具体方法为：(1) 单剂量氯化铵负荷试验：一次口服氯化铵（0.1 克/千克体重），3～8 小时后收集尿液，每小时 1 次，连续 5 次测定尿 pH 值。若 pH 值未能 <5.5，提示远端肾小管性酸中毒（I 型）；(2) 三天氯化铵负荷试验：每天口服氯化铵（0.1 克/千克体重），共 3 天，收集第三天尿液，若同时测定血 pH 值 <7.35，而尿 pH 值仍 >5.5，可诊断为远端肾小管性酸中毒。

4.7 尿溶菌酶、尿 β_2 微球蛋白检查有什么临床意义?

尿溶菌酶和尿 β_2 微球蛋白均为测定肾小管功能的实验室检查。尿溶菌酶产生于中性粒细胞、单核细胞和巨噬细胞的溶酶体，因其分子质量较小（18 000 道尔顿），可自由通过肾上球滤过膜，流至近曲小管时几乎全部被重吸收，故尿中含量极少（<2 微克/毫升）。因此不难理解，当近曲小管受损时，尿溶菌酶不能被重吸收，尿中含量便会增加。但在临床分析结果时，需注意血中溶菌酶产生过多（如急性粒细胞性白血病），肾小

管滤液中的溶菌酶也会大量增加，肾小管倾尽全力也难以全部重吸收掉尿溶菌酶，虽然肾小管功能正常，尿溶菌酶也会增加。

同样，尿 β_2 微球蛋白也是一种小分子物质，主要由淋巴细胞产生，健康人以每千克体重每小时 13 毫克的速率合成 β_2 微球蛋白，进入血循环后 99.9% 由近曲小管上皮细胞以胞饮形式重吸收，返回血中，仅 0.1% 由尿中排出。当近端肾小管受损时，便不能重吸收原尿中的 β_2 微球蛋白，尿中浓度便升高（ >0.2 微克/毫升）。引起血 β_2 微球蛋白增加的疾病很多，如炎症、肿瘤以及肾小球滤过率下降等，判断结果时，尚需注意高 β_2 微球蛋白血症引起的“溢出性” β_2 微球蛋白尿。

4.8　测酚红排泄率（PSP）有什么意义？

酚红是一种无毒的染料，经静脉注射后大部分与蛋白结合，94% 由近端肾小管排泌到尿中，仅有 4% 由肾小球滤过，故临床上用作测定近曲小管排泌功能。

方法：受试前病人先饮水 400 毫升，20 分钟排尿后，精确注射酚红 6 毫克，于注射后 15、30、60 和 120 分钟分别收集尿液，测定其含量。正常人 15 分钟排泌量应大于 25%；2 小时应大于 55%。若达不到上述排泄量，则提示近端肾小管功能不良。本试验受低蛋白血症、肾血流量不足、尿量等多种因素的影响，干扰因素较多，分析结果时应予注意。试验前饮水以保证 2 小时尿量达 120 毫升以上；留尿时间及抽取试剂要十分准确；试验前应停用竞争性抑制酚红排泌的药物，如青霉素、阿司匹林等。

4.9　能测定肾脏的血流量吗？

设定某种物质能通过肾小球滤过，加上肾小管排泌，流经肾脏时，被全部清除掉,该物质的清除率即是肾脏在一分钟内的血浆流量。对氨马尿酸血浆浓度 <3 毫克/分升时,流经肾脏可全部被清除,故可用作测定肾血浆流量,其正常值是 600 毫升/分钟,按血浆占全血的 58% 计算,肾的全血流量为 1 200 毫升/分以上。因此方法繁琐费时,目前临床上多用放射性同位素示踪技术测定,^{131}I－邻碘马尿酸钠心前区体表测定肾有效血浆流量,正常值为 600 ~ 750 毫升/分。用肾小球滤过型显像剂锝[$99T_c^m$]－二乙三胺五乙酸,静脉注射后随血液到达双肾,经肾小球滤过,不被肾小管排泌及重吸收,故可用于测定肾小球滤过率,正常值为 112.11 ± 19.05 毫升/分。

第五章　肾影像学检查

肾影像学检查包括 X 线(KUB 平片、静脉和逆行肾盂造影、肾血管造影)、B 型超声、CT、磁共振及放射性核素(肾图、肾发射体层成像)等。多数影像学检查对人体无创伤、无损害,病人乐于接受。B 超检查几乎是肾脏病病人必做的常规检查,但影像学检查毕竟局限于反映器官的大小、位置、形态等,因此,判断结果仍需密切结合临床和其他检查等。

5.1　肾脏 B 型超声检查有什么临床价值?

肾脏 B 超检查的价值体现在:(1) 测定肾脏大小和位置。常以肾脏长×宽×厚表示,如左肾 9.11 厘米×6.29 厘米×4.34 厘米,右肾 9.00 厘米×6.36 厘米×4.25 厘米。肾体积肿大见于急性或急进性肾小球肾炎、肾盂积水、多囊肾、肾囊肿、急性肾衰竭及移植肾排异等,肾体积缩小见于慢性肾小球炎、慢性肾盂肾炎、终末期尿毒症等。B 超检查对肾缺如、异位肾、游走肾有确诊价值。(2) 测定肾肿块。B 超可发现直径大于 1.5 厘米的肾内实质性肿块,更可区分肾的单纯囊肿和实质性肿块,以此进一步考虑做试验性穿刺或肾动脉造影。(3) 肾囊肿:对于静脉肾盂造影不能测出小的肾囊肿,B 超的诊断敏感性高于静脉肾盂造影和 CT;B

超对单纯性肾囊肿及其他囊肿的准确性亦较高。(4) 肾结石:对X线可透结石和不透结石,B超均能发现并诊断。(5) 肾积液:能确定各种原因所致的肾积水,并可测出梗阻部位。(6) 可查出肾先天性畸形,如独肾、异位肾、肾发育不全、马蹄肾、重复肾等。(7) 可发现肾周围脓肿和肾内脓肿,协助寻找导致肾脏无功能的原因,如梗阻性肾脏病、肾萎缩等。(8) 可引导肾活检,确定肾的位置和进针深度,提高肾穿刺成功率;亦可引导经皮肾盂穿刺造影、肾囊肿穿刺等。(9) 观察膀胱残余尿的多少。(10) 观察移植肾:对肾移植来说,移植肾如果体积突然增大,提示有急性排异反应;移植后期出现尿素氮和肌酐增高及肾缩小,提示肾慢性排异反应。

5.2 拍X线尿路平片可诊断哪些疾病?

尿路包括双肾、输尿管和膀胱,因此,尿路平片也称KUB平片,此项检查可帮助了解以下内容:

(1) 肾脏位置、大小及形态改变:通过观察肾影变化了解有无肾缺如、肾萎缩、肾肿大及肾周脓肿或血肿等,对急性或急进性肾炎、肾囊肿、多囊肾、肾肿瘤、肾结核均有一定的诊断价值。

(2) 肾和尿路的观察:可发现任何部位的不透光结石以及各种原因引起的肾钙质沉着,包括肾结核、肾癌及代谢性钙化等。

5.3 为什么要做静脉肾盂造影检查?

静脉肾盂造影系指经静脉注射尿路显影剂,借肾排泄到尿路,观察肾盂及肾盂以下的尿路病变的一种检查方法,也称排泄性尿路造影。造影剂注射后先经肾小球滤过，再经肾小管浓缩成像，故可间接了解肾脏的滤过功能。但对已有肾功能不全的病人应谨慎做此项检查，以免加重肾损害。静脉肾盂造影能更清楚地显示肾盂、肾盏及输尿管和膀胱的形态，可观察到尿路梗阻部位及原因；能显示尿路结石造成的造影剂充盈缺损；肾结核、肾盂肾炎、肾盂肿瘤所致的肾盂、肾盏破坏也各有其特征性改变；此外，对肾实质肿瘤、肾囊性病、独肾、肾下垂也有重要诊断意义。

5.4　哪些情况需做逆行肾盂造影？

逆行肾盂造影需借助膀胱镜，经膀胱输尿管口插入输尿管导管，再注入造影剂，摄 X 线片观察尿路情况，一般仅用于因肾排泄功能差或下尿路梗阻，排泄性尿路造影达不到诊断目的的病例。本法需专科医师操作，常能明确尿路梗阻的部位和性质，缺点是不能显示肾影，易招致尿路感染；下尿道狭窄及婴幼儿不合作者不能做此项检查。

通常采用 10%～15% 的泛影葡胺 8～10 毫升，通过输尿管导管一次注入，当病人略感腰背酸痛不适时停止注射；立即摄片，阅片同静脉肾盂造影。

5.5　做核素肾图可了解什么？

放射性核素示踪剂经静脉注射后，分别在两肾区记录放射性变化，称为核素肾图。临床常用的示踪剂是 ^{131}I-邻碘马尿酸钠，经静脉注射后，20% 由肾小球滤过，80% 由肾小管重吸收后再排泌到肾小管腔中，最后随尿液排出，用仪器在肾区描记放射性核素聚散变化的升降曲线，以了解肾脏的血流、排泌及排泄情况。

正常肾图由下述三段构成，各代表不同的内容。

(1) 放射性出现段(a 段)：示踪剂注入 20 秒后迅速上升，30 ~ 60 秒达高峰，可反映肾内和肾外血管床及肾功能情况。

(2) 放射性聚集段(b 段)：注入示踪剂后 1 分钟，于 a 段后继续上升，峰形锐利，峰时多在 2 ~ 3 分钟，与肾血浆流量和肾小管重吸收及分泌功能有关。

(3) 排出段(c 段)：呈近似指数曲线下降，与 b 段近似对称，15 分钟的曲线高度低于 1/2 峰值，主要反映尿流量的多少和上尿路通畅情况。

异常肾图包括三种类型：(1) 功能受损型：a 段降低，b 段上升缓慢，峰时 >4.5 分钟，c 段下降延缓 $T_{1/2}$ >8 分钟，提示肾缺血、肾功能受损；(2) 排出不良型：图型呈不对称抛物线，b 段上升正常或延缓，c 段不降或持续上升，提示上尿路梗阻；(3) 无功能型：a 段较健侧低 30% 以上，不见 b 段上升，只见放射性逐渐下降，且总比对侧的幅度低，提示该肾无功能、肾功能极差或无肾。

肾图检查临床上适用于了解各种肾疾患时总肾及分肾功能以及上尿路通畅情况，对肾动脉狭窄的筛选也有一定意义。

5.6 放射性核素肾显像能反映什么疾病?

放射性核素肾显像能显示双肾形态、位置、大小及肾内占位性病变，同时还能测定肾小球滤过率和肾有效血浆流量。

(1) 肾血流、功能显像：静脉弹丸式注入显像剂，同时启动由电子计算机控制的 γ 照相机，以 3 秒一帧，连续照 1 分钟为肾血流相(腹主动脉至双肾的血流灌注时间)，之后每分钟一帧共 5 分钟，最后 5 分钟 1 次，共 20 分钟，为功能相，照相完毕。计算出下列四项指标：① 双肾血流灌注时间；② 峰时；③ 20 分钟排出率；④ 峰时差。

据显影剂种类不同分为：① 肾小球滤过型显像剂：静脉注射锝($^{99}T_{C}^{m}$)-二乙三胺五乙酸(DTPA)，随血流到达肾，经肾小球滤过，不被肾小管重吸收，随尿流排出体外。用于诊断肾动脉狭窄、肾占位性病变、尿路梗阻，测定肾小球滤过率(正常值为 112.11 ± 19.05 毫升/分钟)。② 肾小管分泌型显像剂：静脉注射锝($^{99}T_{C}^{m}$)-巯代乙酸基三甘氨肽(MAG3)，随血流到达肾脏，先被肾小管重吸收，再排泌到肾小管管腔中，随尿流排出体外。用于诊断肾动脉狭窄、肾占位性病变、尿路梗阻及移植肾血运功能监测，包括移植肾血管阻塞、肾小管坏死及急慢性排异等。此外，还可测定肾有效血浆流量(正常值为 600 ~ 750 毫升/分钟)。

(2) 肾静态显像：静脉注射($^{99}T_{C}^{m}$)-二巯丁二酸显像剂，1 小时后用 γ 照相机多个位置照像。适用于观察肾位置、形态、肾梗塞及肾占位性病变。

(3) 单光子计算机体层显像(SPECT)：因系断层显像，可解决平面显像不能发现的病灶，因此，能更准确地发现肾占位性病变。

5.7 肾 CT 检查有什么意义？

一般而言，对于诊断某些肾脏疾病，传统的 X 线检查、B 超等已能较好地解决问题，但当肾失去显影功能或疑有囊性或实质性占位病变时，CT 检查有重要价值。通过强化(注射造影剂)，能更清楚地显示某些病变，并能测定 CT 值，对某些诊断更为准确。CT 检查主要用于诊断肾囊肿、多囊肾、肾结石、肾血管平滑肌脂肪瘤、肾癌及肾血管病变。

5.8 肾磁共振检查有什么意义?

磁共振检查主要适用于一些中枢神经系统和某些心血管系统疾病的诊断,虽然密度分辨率比 CT 高,但用于诊断肾脏疾病并不比 CT 更清楚,只是对膀胱和前列腺病变较敏感,故肾脏疾病一般无需破费做此检查。

5.9 膀胱、尿道镜检查有什么用途?

膀胱、尿道镜检查是一种介入性检查,病人有一定不适,但能耐受。此项检查可直视受检部位或以活组织做病理检查,适用于经 B 超、X 线检查仍未明确的尿道、膀胱及上尿路病变,如确定尿路出血的部位、原因;确定膀胱肿瘤的大小、炎症的范围,还可取出膀胱异物或结石等,逆行肾盂造影插管也需在膀胱直视下进行。

5.10 经皮肾穿刺造影适用于哪些情况?

此项检查具有一定的创伤性,一般适用于静脉肾盂造影不显影的肾盂积水,或有膀胱挛缩、尿道狭窄症状者及儿童等不宜施行逆行造影者。对于某些外科性尿闭,本法常能明确病因。此外,近年来还可用此法进行置入导管治疗输尿管狭窄、插入网蓝取石、扩张输尿管及冲洗或灌注药物等。

第六章 肾穿刺活组织检查

肾穿刺活组织检查，简称肾活检，是诊断弥漫性肾脏疾病的重要检查方法之一。我国 1958 年就有人用这项技术诊断肾脏疾病，但真正广泛地应用是在 80 年代以后，随着肾穿刺技术及肾穿刺组织检查的不断改进，特别是电子显微镜、免疫荧光技术的应用，大大地推动了我国肾脏病诊治的发展，也使数以万计的肾脏病病人得到了明确的诊断。总之，肾活检对于明确肾脏疾病的病因、病理类型、指导治疗、判断预后以及发病机制的研究，都具有十分重要的意义，其他任何检查不可替代。

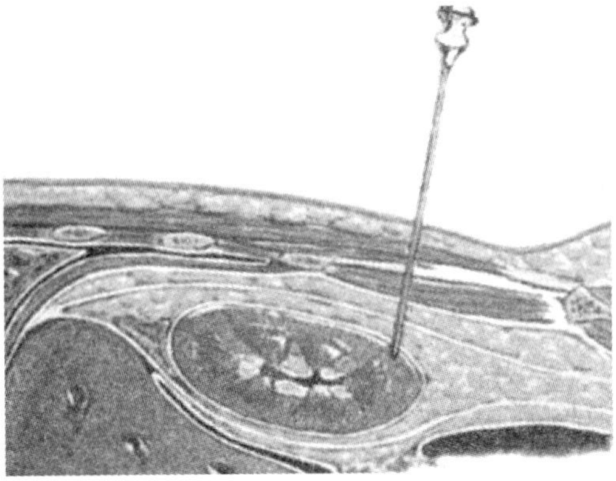

肾活检穿刺模式图

(图片来源：http://www.transplantation.com.cn/news/news_images/304.jpg)

6.1 为什么要做肾活检？

对于某些肾脏疾病，不做肾活检而作出的临床诊断，无异于“隔皮猜瓜”，有些临床诊断不能够揭示疾病的本质，不知道其病理变化，从而使治疗方案的选择带有一定的盲目性，其疗效也不尽如人意，结果便可想而知。有些病人不禁会问，这么多的化验、B超，甚至CT等检查也不能代替肾活检吗？自肾活检开始的那一天起，不少医生试图从临床表现、血和尿的各种检查等，找出一定规律，即临床与病理类型的关系，令人失望的是，临床表现与病理类型没有必然的联系。也就是说，相同的临床表现，其病理类型可以不一样；而同样的病理类型，其临床表现也并不相同。举例来说，临床诊断为肾病综合征Ⅱ型的病人，其病理类型可能是系膜增殖性肾炎、膜性肾病、膜增殖性肾炎及局灶阶段性硬化四类之中的一种，更何况每种病理类型的免疫病理诊断也不一样。因此，肾小球疾病的完整诊断应具备临床诊断、病理诊断（光镜和电镜检查）和免疫病理诊断。后两者必须通过肾活检才能完成。

肾活检在肾脏病学的发展中起了重大作用。肾活检不仅可提供各种类型肾脏疾病不同病程的肾组织，用于诊断和研究，而且因肾活检可以获得新鲜肾组织，使肾脏疾病的免疫病理学研究、超微病理学研究以及其他现代先进研究手段的应用成为可能，从而使肾脏病学在深度和广度上得以迅猛发展。

肾活检在肾脏疾病的诊断、治疗和预后判断方面也有重要意义。国内外许多报告作了肾活检前后的对比分析，证实活检后的诊断修正率为39% ~63%，治疗方案修正率达11% ~36%，预后估计修正率达17% ~36%。这些修正在肾病综合征和急性肾衰竭病例中尤为突出。说明病理与临床相结合的诊断与治疗正确率远远高于单纯的临床诊断和治疗。

6.2 怎样做肾活检?

肾活检现已不是神秘高深的技术,近几年一些基层医院也在开展这项技术。肾活检穿刺步骤如下:

(1) 摆好病人体位:病人俯卧于B超或X线检查床上,双上臂搂抱枕于头下,下腹垫一枕头,以支撑、固定肾脏,易于穿刺。

(2) 确定穿刺点:可参考背部体表解剖位置定位,也可在X光下定位(需静脉肾盂造影),但最多的是在B超下定位,以确保穿刺点选在右肾下极。

(3) 消毒麻醉:穿刺部位以碘酒、乙醇充分消毒后铺洞巾,用2%利多卡因5毫升从皮内、皮下逐层麻醉至肾被膜外。

(4) 确定穿刺深度:据B超探测的皮肾距离确定进针深度,先用腰穿针刺至肾被膜,此时针尾随病人呼吸上下摆动,拔出后再测量皮肾距离的实际深度。

(5) 取出标本:用Menghini负压吸引针,需两人操作,助手以100毫升注射器抽吸20~30毫升生理盐水,针头连接一胶管推出空气,持穿刺针者垂直进针至肾被膜上,穿刺针尾再与胶管连接,令病人屏气、助手抽吸空针保持负压,快速刺入肾组织,迅速拔出穿刺针,如穿刺成功,针筒内即有肾组织一条,穿刺完毕。单人穿刺多用Tru-cut针,准备工作同前,针刺入肾被膜后,先快速推下针芯上的槽中,随后双手把针拔出,穿刺完毕。局部用手持沙袋压迫穿刺部位15分钟,裹上腹带,将病人抬回病房。

(6) 标本处理:以锐利刀片将标本平均分成三份,其中送光镜检查的一份固定于4%多聚甲醛溶液中,送电镜检查的一份固定在2%的戊二醛中，另一份置于盛有生理盐水的小瓶中密封，再迅速放入液氮瓶中送免疫病理检查。

6.3 肾活检有什么痛苦和危险吗？

肾活检是一种创伤性检查，穿刺结束后需绝对卧床，6 小时内不能翻身，故有一定的不适或轻微腰腹部疼痛，多很快消失，大多数病人能忍受。若严格掌握穿刺适应证，认真做好术前准备，并由有经验的医师操作，病人配合得当，肾穿刺应该是相当安全的。

6.4 肾穿刺的适应证、禁忌证是什么？

（1）适应证

① 肾病综合征：特别是激素治疗后复发或疗效差的病人应尽快做肾活检。

② 急性肾衰竭：对原因不明的急性肾衰竭，尤其是疑为新月体肾炎、间质性肾炎等肾性急性肾衰竭者，应做肾活检以明确诊断。

③ 原因不明的蛋白尿或（及）血尿：只要没有明显的高血压及肾功能损害，也没有肾活检禁忌证，宜做肾活检以明确病理诊断。

④ 肾炎综合征：限于病因不明的肾炎综合征，尤其是急进性肾炎或全身性疾病引起者。急性肾炎一般不做肾活检，但起病 2～3 个月后仍不愈者，也应考虑做此项检查。

⑤ 全身性疾病引起的肾损害：如狼疮性肾炎、紫癜性肾炎及糖尿病、骨髓瘤肾病等。

⑥ 其他：肾移植的术后观察、不十分确诊的肾性高血压及观察药物

或毒物对肾脏的作用时等。

(2) 禁忌证

① 明显出血倾向：包括用抗凝药治疗者、未纠正出血倾向者暂不宜做肾穿刺，以免引起出血不止。

② 精神异常或极度衰竭者。

③ 慢性重度肾功能衰竭：肾体积已明显缩小或已形成“固缩肾”，已无肾活检意义。

④ 中度以上高血压：血压 > 160/110 毫米汞柱不宜做此检查，因易发生肾动静脉瘘及出血。

⑤ 独肾、马蹄肾或一侧肾已丧失功能者。因为万一肾穿刺后出现需摘除穿刺肾的并发症，病人则无以存活。

⑥ 高度腹水。因为病人难以俯卧接受肾活检；另外万一针刺入腹腔，腹水沿穿刺孔漏出，易引起感染。

⑦ 肾积水、肾周脓肿、肾结核。

⑧ 严重贫血、晚期妊娠或过度肥胖。

⑨ 肾肿瘤或肾血管瘤、肾囊肿、多囊肾等。

应该指出，上述禁忌证中，有些是可以纠正的，纠正之后仍适合做穿刺，对每例病人应权衡得失，创造条件，争取明确病理诊断。

6.5 肾活检前应做哪些准备？

术前准备工作是肾活检成功的一个重要环节，应引起医生和病人的足够重视。

首先，医生应向受检者讲清肾活检的必要性及手术大体过程，以消除病人的紧张或惧怕心理，认同肾活检的必要性；也可让病人向已做过肾活检者咨询，常有较强的说服力。医生在向病人介绍可能出现的并发症的同时，还应侧重介绍肾活检的经验，以消除病人顾虑。

其次，术前病人应做肝、肾功能检查，查出凝血时间和血小板计数，以确保病人无出血倾向；常规B超检查肾脏，以明确穿刺肾形态、位置无变异。若在X线下做穿刺还应做碘过敏试验和肠道准备，清洁灌肠或提前口服泻剂。

第三，因肾活检进出针瞬间须绝对固定肾脏，要求病人屏气6~7秒，因此病人术前应练习屏气；术后病人须绝对卧床6小时，24小时不许站立行走，故病人术前训练卧床排尿也很重要，不要自恃无妨，术后尿潴留再导尿，徒增痛苦。

6.6 肾活检有哪些并发症？怎样处理？

肾活检是一种创伤性检查，有些并发症在所难免，但一般情况下并发症发生率很低，甚至一个医院多少年也见不到一例，故对这些并发症应正确认识。

（1）血尿：镜下血尿见于大多数病人，一般持续两天左右自行消失，无需处理。肉眼血尿发生率为5%，多为一过性，一般无需输血，但应密切观察，应用止血剂，嘱病人多饮水，并延长卧床时间至肉眼血尿消失，2~3天后转为镜下血尿。极罕见的是，病人尿路大量出血，血尿不止，尿中有血凝块，提示肾损伤严重，需输血及相应外科处理。应该指出，选Menghini针穿刺损伤较轻，出血的并发症远较Tru-cut针少而且轻。

（2）腰痛或（和）腹痛：肾穿刺手术后多有轻微腰痛，此与穿刺损伤腰部组织有关，一般无需处理。5%~8%的病人有明显的腰肋部或（和）腹痛，并有腰腹部压痛，此提示肾周出血。罕见情况下会出现肾绞痛，此乃肾盂内形成的血块堵塞输尿管所致，可注射阿托品解痉止痛，并多饮水利尿以使血块排出。

(3) 肾周围血肿：小血肿常无症状或仅轻微腰痛，无需处理，能自行吸收，大血肿病人腰腹痛显著。若血肿刺激后腹膜鼓胀，可有恶心、呕吐，甚至腹部检查触及血肿块，此时B超可协助诊断。因肾周围血肿发生在腹膜后间隙，出血到一定程度后腹膜张力增高，有利于止血。罕见情况下，出血引起血红蛋白下降、脉率增快、血压降低，应及时输血。血肿无论大小，一旦发生，应及时应用抗生药和止血剂，以预防感染，加快血肿吸收。

(4) 肾脏撕裂伤：此并发症极其罕见，多系穿刺针刺入肾脏的瞬间，病人配合不当，如咳嗽、大声呼叫或移动身体等，使肾脏上下大幅度摆动所致。临床表现为肉眼血尿严重，并波及血压、脉搏，有低血容量休克表现，此时应输血，力争外科缝合，仍不能止血者可做肾摘除。

(5) 动静脉瘘：发生率约为10%，通常无症状，可有持续性血尿，有的在肾区听到血管杂音，确诊有赖于肾动脉造影。多数动静脉瘘能自行闭合，部分须做动脉栓塞等方法治疗。

(6) 其他：包括术后感染、误伤脏器等。由于严格无菌操作及穿刺技术的提高，现在这类并发症很少发生。

6.7 肾活检丧失肾小球对病人有无损伤?

人的肾小球非常之多，每个肾足有100万个以上，实际上正常人用不了这么多肾小球都发挥其全部功能。例如，有些病人因病切掉一个肾脏，仅有一个健康肾也能正常生活，所以，为了能确诊疾病，牺牲掉数十个肾小球完全值得，再说这一二十个肾小球与二百万肾单位比也是微不足道的。因此，可以断定，肾活检丧失少量肾小球对身体无害处。

第七章　急性肾小球肾炎

急性肾小球肾炎简称急性肾炎，急性起病，是以血尿、蛋白尿、水肿、高血压、一过性少尿及氮质血症为主要临床特征的一组疾病。多见于链球菌感染之后，其他细菌、病毒、立克次体、疟原虫和梅毒螺旋体等也可引起该病。链球菌抗原可引起机体产生针对该抗原的抗体，抗原抗体免疫复合物沉积于肾小球，通过补体激活、中性粒细胞参与等导致急性肾炎发生。肾小球病变表现为内皮细胞肿胀、系膜细胞与系膜基质增生，共同挤压毛细血管腔，使之狭窄甚至闭锁，滤过面积减少，肾小球滤过率下降，全身钠、水潴留，而肾小管功能基本正常，造成球-管失衡，出现少尿、血容量增加及氮质血症。免疫损伤的另一结果是肾小球基膜断裂，出现蛋白尿、血尿、管型尿。

本病为自限性疾病，治疗原则是消除链球菌感染，防治水钠潴留引起的水肿、高血压和心力衰竭，发生急性肾衰竭时可考虑用透析疗法协助康复。值得提出的是：增强机体防御能力，夏秋季保持皮肤清洁，冬春季防止受凉、过劳，积极预防链球菌感染，可有效地减少急性肾炎发生。

7.1　哪些因素与急性肾炎的发病相关？

急性肾炎有多种病因，多见于溶血性链球菌感染后。其他细菌如葡萄球菌、肺炎双球菌、伤寒杆菌等，以及乙型肝炎、麻疹、水痘、肠道病毒和立克次体、疟原虫、梅毒螺旋体等病原体亦可引起该病。此外，异种蛋白、药物以及内源性抗原如甲状腺球蛋白、肿瘤蛋白等也可引起急性肾炎。

肾小球肾炎的发生，目前比较公认的是由于链球菌或其他抗原在体内某处引起感染后，例如扁桃体炎、咽炎、副鼻窦炎、感冒、风湿热、皮肤感染等，身体内就产生抗体，这些抗体与抗原发生一系列免疫反应，影响到肾小球组织时就可以产生肾小球炎症。值得注意的是，肾炎急性发作大多在寒冷、潮湿、天气易变的季节，慢性肾炎病人因过度劳累也可导致急性发作。此外，如房事不节、饮食不慎、精神忧郁等亦可使病情恶化。

7.2　急性肾炎主要有什么表现?

急性肾炎的主要表现如下：

(1) 血尿：常是起病的首发症状，约40%的病人表现为肉眼血尿，呈洗肉水样或棕褐色酱油样，多于数天内消失，也可转为镜下血尿，持续存在数月。

(2) 水肿与少尿：约80%的病人以水肿为首发症状，多以晨起眼睑浮肿为重，呈“肾炎面容”。严重时可波及全身，指压可凹性不明显。水肿时每日尿量在500毫升以下，多于两周后尿量渐增，少数病人可转为无尿。

(3) 高血压：约80%的病人表现为一过性、中等度血压升高，偶见严重高血压，伴视网膜出血、渗出、视乳头水肿。

(4) 全身表现：常有疲乏、厌食、恶心、呕吐、腰部钝痛及头痛。

(5) 并发症表现：① 心力衰竭：主要因水钠潴留、血容量过多、心脏负荷过重引起，症状以左心衰竭为主，大量利尿后可迅速好转；② 高血压脑病:表现为剧烈头痛、呕吐、嗜睡,重者可发生抽搐甚至昏迷;③急性肾衰竭:表现为少尿或无尿、氮质血症、高血钾、水中毒及代谢性酸中毒。

7.3 怎样确诊急性肾炎?

典型的急性肾炎诊断并不难。本病多见于少年儿童病人,在上呼吸道感染或皮肤化脓性感染后,1 ~3 周内出现浮肿、少尿、高血压、洗肉水样尿或浓茶色尿,尿蛋白阳性、有红细胞及管型,血清补体下降等表现,便可诊为急性肾炎。如检测血清抗链球菌“O”抗体滴度升高,咽拭子培养或皮肤脓液培养出 β 溶血型链球菌,则有助于诊断链球菌感染后肾小球肾炎。对临床表现不典型者,需连续多次尿常规检查,根据尿液典型改变及血补体下降亦可作出诊断。但如病人仅有链球菌感染史而尿液检查结果改变不典型,或病情发展不像急性肾炎那样经过休息、对症治疗而逐渐好转,血清补体 C_3 持续下降超过 8 周,便应借助肾穿刺活检来确诊,以免贻误病情。

7.4 急性肾炎和急性肾炎综合征怎样区别?

急性肾炎综合征是指一组有多种病因,发病机制、病理改变及预后亦各有不同,临床表现为急性起病,以血尿、蛋白尿、高血压、水肿、一过性氮质血症为特点的一类肾小球疾病。其根本疾病包括以下几种:(1) 感染性疾病:见于链球菌感染后肾炎,其他细菌、病毒及寄生虫感染后肾炎;(2) 多系统疾病:常见于系统性红斑狼疮、全身性血管炎、过敏性紫癜、自发性冷球蛋白血症等;(3) 原发性肾小球疾病:如膜性增生性肾小球肾炎、IgA 肾病、系膜增生性肾小球肾炎、局灶节段性增生性肾小球肾炎等,在急性肾炎综合征中占大多数，除有典型的临床表现外，尚有血清抗链球菌"O"抗体滴度升高，咽拭子培养或皮肤脓液培养有 β 溶血型链球菌生长。其病程多在 1 年内，表现为自发的恢复过程。

7.5 急性肾炎能治愈吗？会不会转为慢性肾炎？

急性肾炎是能够治愈的。因为急性肾炎是一种良性自限性疾病，只要及时去除病因，给予适当的对症治疗，常可以自愈。在急性期应嘱病人卧床休息，低盐或无盐饮食，对有咽部或皮肤感染灶者应给予青霉素治疗 10 ~ 15 天，对尿少、水肿者给予利尿剂，凡经休息、限水盐、利尿而血压仍高者应给予降压药，如有急性肾衰竭发生，则应配合透析治疗。经过上述治疗，病人病情多能很快好转。通常肉眼血尿消失最早，发病后 1 ~ 2 周尿色转黄，2 周左右自行利尿消肿，氮质血症和高血压也随之恢复正常。尿液检查恢复较慢，常迁延数月，约半数成人和大多数儿童病人的尿蛋白在半年左右转阴，1 年以后几乎所有病人尿蛋白都能转阴，但镜下血尿可迁延数月或 1 ~ 2 年。根据统计，90% 以上儿童病例，70% 以上成人病例经 2 ~ 8 周左右，症状会逐渐好转，直至痊愈。只有一小部分病人(0.1% ~ 5%)会因并发心力衰竭、高血压脑病、急性肾衰竭、严重感染而死亡。关于急性肾炎转为慢性的问题，曾经有过争论，根据长期追踪观察，并通过肾活体组织检查的观察，发现确有一部分急性肾炎病人可以发展成慢性肾炎。有些病人既使临床症状已消失，曾被认为已痊愈者，通过肾活检，仍可见到炎症持续存在，并可发展为慢性。根据一组病例统计，10 岁以下的儿童病人，转为慢性占 2% ~ 14%，成人转为慢性占 20% ~ 30%。并且发现凡起病缓慢、在急性期出现肾病综合征、高血压持续时间长、血中抗链球菌溶血素"O"滴度不高者，转变为慢性肾炎的比例高。近年来又发现 HLA 系统中的 HLAA10、A2、BW35 等型者，患急性肾炎后容易转为慢性。

7.6 急性肾炎为什么会引起抽风？如何抢救？

急性肾炎病人出现抽风是因为并发了高血压脑病。高血压脑病是指血压急剧增高时伴发的中枢神经系统症状。一般认为本症是在全身高血压基础上，脑内阻力小血管痉挛导致脑缺氧、脑水肿而致，也可能是血压急剧升高时脑血管原具备之自动调节功能失控、脑血管高度充血、脑水肿所致。此外，急性肾炎水钠潴留，致脑组织水分过多、水肿也是一个重要因素。本并发症多发生于急性肾炎起病后 1 ~ 2 周内，表现为剧烈头痛、烦躁不安、呕吐、视力模糊、黑蒙，随后出现癫痫样抽搐、痉挛，眼底检查见视网膜动脉极度收缩、视乳头水肿，严重者可在发作中死亡。高血压脑病发生后的治疗关键在于降压、止痉。利血平、钙通道阻滞剂、血管紧张素转换酶抑制剂等虽有扩张血管、降低血压的作用，但由于作用缓慢，只适用于轻中度高血压而不宜首选于治疗高血压脑病、肺水种。硝普钠能直接作用于血管平滑肌，使血管扩张、血压下降，同时还可扩张冠状动脉及肾血管，使肾血流量增加。因此，对高血压脑病，特别是伴有肺水肿者疗效好。本品降压迅速，滴注后数 10 秒钟即显效，但维持时间短，停药后 3 ~ 5 分钟作用即消失，需持续静滴。成人剂量为 50 毫克加入 5% 葡萄糖液中滴注，视血压调整滴速，小儿按 5 ~ 20 毫克/100 毫升，以每分钟 1 微克/千克体重的速度开始。本药的副作用有困倦、恶心、呕吐、出汗，偶有肌肉抽搐等，多因血压下降过快引起。硫酸镁虽为有效的降压药物，且能解除小动脉痉挛，但在肾功能不全时，有引起镁中毒的危险，故近年已少用。高血压脑病有抽风者，尚需用镇静剂以制止抽风，用脱水剂以降低颅内压，并给予吸氧等对症治疗。

7.7 急性肾炎会引起急性肾衰竭吗?

急性肾炎病人若少尿时间长，超过1周以上，可有程度不等的氮质血症和代谢性酸中毒，但多不严重，经2～3周后，随着尿量增多可自行恢复。只有极少数严重少尿及无尿者，才会真正进展为急性肾衰竭。有资料报道，本并发症的发生率约为0.7%。但值得注意的是，该并发症尚无有效防治措施，已成为急性肾炎死亡的主要原因。临床主要表现为少尿或无尿、血尿素氮和肌酐升高、高血钾、水中毒、代谢性酸中毒等尿毒症改变。治疗应及时采用透析疗法。

7.8 青霉素能治疗急性肾炎吗?

在患肾炎时主张常规用青霉素治疗。因急性肾炎是一种免疫性疾病，并不是细菌直接侵犯肾脏所致，故应用青霉素的目的主要是清除体内感染病灶中残存的溶血性链球菌，预防再感染，干净、彻底地消灭引起肾炎的抗原。抗原被消灭了，抗体不再产生，机体内的不正常的变态反应也就被终止，肾脏可免于不断受害。而不是人们心目中认为的用青霉素可直接消除肾脏的炎症。对没有明确前驱感染病史或前驱感染病灶很隐蔽者，即使找不到明确的感染灶，一般亦主张用青霉素常规治疗10～14天。对咽拭子培养阳性，抗链球菌溶血素"O"抗体滴度持续升高，有扁桃体炎、中耳炎、鼻窦炎、皮肤化脓性病灶、感冒发热者，青霉素的应用持续到病灶消除、症状消失后1周。为了不让隐性感染病灶复燃，不少人主张在2周青霉素疗程之后，继续用长效青霉素每2～4周注射120万单位，为期3～6个月。对反复发作的慢性扁桃体炎应切除扁挑体，手术前后均应注射青霉素2周。

7.9　急性肾炎能否用糖皮质激素治疗？

不要用。因为急性肾炎呈良性自限性过程，目前虽无直接针对其肾小球免疫病理过程的特异性有效疗法，但只要给予恰当的对症治疗，纠正其病理异常，积极防治致死性并发症，保护肾功能，病人大多在2个月以内症状好转，半年至1年临床症状及病理改变完全恢复正常。儿童病人自然痊愈率超过90%。有学者认为，急性肾炎病人应用糖皮质激素可抑制抗体形成，导致抗原过剩以致病情迁延，而且糖皮质激素可加重急性肾炎的高凝状态，故不宜使用。

7.10　患急性肾炎时生活上应注意什么？

急性肾炎病人在急性期应严格卧床休息，通常2～3周，直至肉眼血尿消失、水肿消退、血压下降、尿量明显增多、氮质血症恢复正常。在此种情况下，可以下床活动，如每天散步2～3次，对遗留的轻度蛋白尿及镜下血尿应加强随访观察，如有尿改变的加重则应再次卧床休息。当病人症状和体征完全消失后，逐渐增加活动量，但仍不能从事重体力、脑力劳动，学生则不要复学，要适当休息，以改善肾血流量。要求休息不少于3个月，以后逐渐恢复工作或学习，同时仍要定期检查尿常规，直到完全正常。

急性肾炎病人饮食中蛋白质的入量多少也很重要，在急性期因有少尿、高血压、氮质血症，故应进低蛋白饮食。因为此时吃蛋白质太多，其分解代谢产物非蛋白氮增多，需要从肾脏排出，会增加肾脏负担。另外，也不要看到尿里有蛋白丢失，就急于增加蛋白质的补充，即使是小儿，在短期内给予低蛋白饮食，对生长发育是不会造成影响的。因为这时的水肿并不完全是由于大量蛋白质从尿中丢失而导致的低蛋白血症所致。那么急性肾炎病人究竟应进食多少蛋白为最好呢？现认为，对有氮质血症者，成人每日20克，儿童按0.5克/千克体重计算，并应选用优质蛋白，如乳类、蛋类、鱼类等，以减轻肾脏蛋白氮的利用，减轻氮质血症。

人们普遍的常识是肾炎病人都要忌盐或少吃盐，但是否所有肾炎病人都要忌盐？应忌盐多少时间？低盐究竟低到什么程度？到底少饮水为好还是多饮水为好？这些都要根据病人的具体病情才能决定。对有明显水肿、血压增高者应用无盐或低盐饮食。忌盐饮食时，要求食物中所含的钠盐总量在0.5~1.0克/日以内，要求做菜时不要加盐或酱油，也不要进食腌制食品、小苏打或碱做的馒头等，因这些食物中都含有较高的钠。低盐饮食适合于病情较轻者。每日钠盐的人量限制在3~5克，做菜时允许加入少量盐，以清淡为宜。值得强调的是，肾炎病人不宜长期禁盐，因为盐是维持生理活动不可缺少的物质，长期禁盐会造成低血钠，出现全身疲乏无力、食欲减退、精神不振，低钠还能降低肾的血流量，甚至使肾功能受损加重。所以，一旦肾炎病人水肿消退、血压下降，则应逐渐放宽饮食中钠含量，那种“肾炎病人必须忌盐半年”的说法是不科学的，也是不足取的。由于无盐和低盐饮食时，食物淡而无味会影响食欲，故在做菜时可加用无盐酱油来增加饭菜中的咸味，也可做成糖醋、麻辣口味来增进食欲。

水和盐是一对“伴侣”，总是伴随而行。盐在体内的聚集也会伴有水的潴留，盐的丢失也要带走一部分水。所以因患急性肾炎而有明显水种、高血压且尿少者也应限制水，以尿量加不显性失水计算。如无明显水肿，则不应过分限制水，特别是伴有轻度肾功能减退时，过多地限制水则尿量减少，使体内代谢产生的废物不能随尿排出而滞留，对机体会起到一种自身中毒的作用。

7.11 急性肾炎会复发吗?

由于机体对链球菌具有较长期的特异性免疫力,所以一次发病后很少再次发生急性肾炎。但是近年来由于感染后往往在早期就使用青霉素,抑制了特异性抗体的产生,因而机体对致肾炎菌株的免疫力下降,若再次感染,仍存在二次患病的可能性。

7.12 感冒后为什么须防肾小球肾炎?

急性肾小球肾炎是一种多发病、常见病,一般在冬春季上呼吸道感染或夏秋季皮肤化脓感染后,急性感染症状减轻或消退后1~2周才出现肾炎的症状。主要表现为:血尿(尿为混浊红棕色,类似洗肉水)、水肿(先发生在面部,特别以眼睑为主,活动后以下肢水肿为主)、血压升高,同时还会出现头痛、恶心、呕吐、疲乏无力、食欲减退等全身症状。一旦发现,结合尿常规检查,就可以诊断为急性肾炎。急性肾炎多与溶血性链球菌感染有关。所以感冒后若出现了以上症状,要及时应用抗生素治疗,解除其急性症状。若急性肾小球肾炎未能彻底控制,临床症状及尿蛋白持续存在1年以上,则会演变为慢性肾炎,故应尽早彻底治疗。另外,在链球菌感染流行时,可在医生的指导下,短期内使用抗菌药物预防。

7.13 急性肾炎不卧床休息会变成慢性吗?

急性肾炎病人水肿明显、血压高、尿少、尿中红细胞多者,卧床休息十分必要。若水肿消退、血压正常、肉眼血尿消失，则可下床活动，生活自理。下床活动后，若水肿未继续出现，血压不再升高，尿中红细胞也不再增多，就可以逐渐增加活动量，直至做一些力所能及的活动，即以不感到劳累为原则。此时，不必强调卧床休息。近年来国内外大量研究证明，急性肾炎是否变成慢性肾炎，主要不是取决于休息好坏，而是由肾炎的病理类型决定的。所以即使整天卧床休息，有的仍可转为慢性肾炎。

7.14　急性肾炎病人需要切除扁桃体吗?

一般主张，急性肾炎如迁延 3～6 月不愈，或扁桃反复发炎、肿大者，应做扁桃切除术，以清除病灶。手术的最好时机是：肾炎病情相对稳定，尿中蛋白小于"＋"，红细胞每个高倍视野小于 10 个，扁桃体无急性炎症。手术前后应用青霉素抗感染至少 2 周。

7.15　急性肾炎病人的饮食有何特点?

饮食特点：疾病初期或有氮质滞留时，采用低热量、低蛋白、低脂肪饮食，膳食热量大部分由糖供给，并酌情给予低盐饮食。可选用空心菜、牛奶、羊奶、青菜、菠菜、贡菜、包心菜、生菜、冬瓜、胡萝卜、梨、苹果、橘子、香蕉、山楂、西瓜、菠萝、桃、杨桃、枇杷等。

恢复期可选用山药、红枣、桂圆、莲子、芡实、核桃仁、赤豆、绿豆、米仁、甲鱼、瘦肉。忌用刺激性大、含嘌呤多的食物和辛腥发物，如辣椒、大蒜、胡椒、桂皮、姜、韭菜、芥菜、萝卜、葱、芋头、马兰头、薄荷、兔肉、驴肉、骡肉、鱼、虾、佛手、橘饼。

食谱举例：早餐：大米稀饭 50 克、糖包子（面粉 50 克）；中餐：菠菜面条(菠菜 100 克,面条 100 克);下午加餐:甜藕粉(藕粉 15 克,白糖 15 克)、苹果 100 克;晚餐:蒸软米饭 100 克、糖醋大白菜(大白菜 200 克,白糖 15 克,醋 51 克)。全日烹调用油 50 克、盐 0.5 克。全日摄入蛋白质 30.58 克。

食疗处方:(1) 方一:三年以上绿头老鸭 1 只,赤豆 100 克。将鸭洗净,赤豆塞入腹内共炖烂服,每 3 日 1 剂,15 天为 1 个疗程。(2) 方二:鲤鱼 1 条(约 250 克),赤豆 50 克,冬瓜 150 克共炖烂服,每日 1 剂,7 天为 1 个疗程。(3) 方三:黄母鸡 1 只,龙葵豆 7 粒,大麻仁 7 粒,黑豆 50 克,红糖适量。将鸡洗净,把药塞入鸡腹内加红糖共炖烂服,1 日食完,食后盖被取汗,不要吹风,少盐 7 天,隔日 1 剂,10 天为 1 个疗程。(4) 方四:玉米须 50 克、西瓜皮 50 克、茅根 50 克、赤豆 50 克共煎汤服,每日 1 剂,10 天为 1 个疗程。(5) 方五:玉米须 50 克、玉米粒 20 粒、蝉衣 3 个、蛇蜕 1 条,加水煎服,隔日 1 剂,30 天为 1 个疗程。

第八章　急进性肾小球肾炎

8.1　何为急进性肾小球肾炎?

急性快速进展性肾小球肾炎(简称急进性肾炎)是一组病情发展急骤,蛋白尿、血尿、浮肿、高血压等症状在数天、数周或数月内急剧恶化,出现少尿、无尿、肾功能衰竭,预后恶劣的肾小球肾炎的总称。该病诊断须依靠肾活检,最主要的病理诊断是大量新月体充塞于肾小囊,受累肾小球占50%以上,伴有肾小球毛细血管区域性纤维样坏死、缺血及血栓形成,系膜基质增生,肾小管坏死,肾间质纤维化,炎细胞浸润等改变。免疫荧光检查将本病分为以下三种类型:Ⅰ型:为抗肾小球基膜抗体型肾炎,表现为IgG和补体C_3沿肾小球毛细血管壁呈线条样沉积;Ⅱ型:为免疫复合物型肾炎,表现为IgG和C_3沿系膜及毛细血管壁呈颗粒样沉积;Ⅲ型:肾小球无IgG沉积,或肾小球的IgG呈不规则、稀疏地局灶性沉积,与前两型不同。本病预后差,病死率较高,5年存活率约为25%。

8.2　急进性肾炎的病因有哪些?

引起急进性肾炎的疾病如下:

（1）原发性肾小球疾病：前驱有链球菌感染史或有前驱的胃肠道、呼吸道感染表现。按其发病机制分为三型：Ⅰ型为抗肾小球基底膜抗体型，这类病人在血液中可直接找到抗肾小球基底膜抗体，电镜下可见肾小球基膜内侧呈线状沉积物；Ⅱ型为免疫复合物型，电镜下可见肾小球基膜外有免疫复合体呈团块状沉积；Ⅲ型肾小球无免疫复合物沉积或呈不规则的局灶性沉积。

（2）继发于其他原发性肾小球疾病：如增殖性肾小球肾炎（特别是Ⅱ型）、膜性肾病、IgA肾病。

（3）伴发于感染性疾病：急性链球菌感染后肾炎、急性或亚急性感染性心内膜炎、内脏化脓性病灶引起的慢性败血症及肾小球肾炎。

（4）伴发多系统疾病：例如系统性红斑狼疮、肺出血肾炎综合征、过敏性紫癜、弥漫性血管炎（如坏死性肉芽肿）、过敏性血管炎及其他类型、混合性凝球蛋白血症等。

8.3 急进性肾炎有哪些临床表现？

多为急骤起病，表现为少尿或无尿、血尿（常为肉眼血尿且反复发作）、大量蛋白尿、尿中有红细胞管型，伴或不伴有水肿和高血压，病程进展迅速，病情持续发展，致使肾功能进行性损害，可在数月发展至肾功能衰竭终末期。它有三种转归：（1）在数周内迅速发展为尿毒症，呈急性肾衰竭表现；（2）肾功能损害的进展速度较慢，在几个月或一年内发展为尿毒症；（3）少数病人治疗后病情稳定，甚至痊愈或残留不同程度的肾功能衰竭。

8.4 急进性肾炎的诊断要点是什么？

多数病例根据急性起病，病程进展迅速，少尿或无尿，肉眼血尿伴大量蛋白尿和进行性肾功能损害等典型临床表现以及结合肾活检显示50%以上肾小球有新月体形成病理形态改变，一般不难作出诊断，但要注意不典型病例。

明确本病诊断后，尚应区别是特发性还是继发性，重视本病的基本病因诊断甚为重要。因为各种疾患引起急进性肾炎的预后不同，且治疗方法和效果也各异。多数学者认为，急性链球菌感染后肾炎引起者的预后较周身疾患引起者为好。此外，同样是全身性疾患引起者，如能早期诊断，如紫癜性肾炎引起者的预后可能较多动脉炎或肺出血-肾炎综合征为佳，但这几种疾患在诊断上容易混淆，应注意鉴别。

8.5 急进性肾炎的一般治疗需要注意哪些方面？

绝对安静，卧床休息，无盐、低蛋白饮食，维持和调整水、电解质平衡，纠正代谢性酸中毒。少尿早期可考虑使用利尿剂（甘露醇、山梨醇、速尿或利尿酸等）以及血管扩张剂如多巴胺、酚妥拉明等，有高血压者应控制血压。

8.6 如何使用糖皮质激素和免疫抑制剂治疗急进性肾炎？

根据急进性肾炎的病因和发病机制，应用激素和免疫抑制剂是适宜的。越来越多的研究表明，激素与免疫抑制剂如环磷酰胺和苯丁酸氮芥等联合治疗，可使部分病人病情好转，肾功能改善，少数病人的病理改变也有好转。

目前多主张用甲基强的松龙每天静脉滴注 0.5 ~ 1 克，每日 1 次，连续 3 日为一疗程。继之，每天口服强的松 40 ~ 80 毫克。间隔 3 ~ 4 天后重复 1 ~ 2 个疗程。

近年有报道用环磷酰胺静脉滴注，每月 1 次，每次 0.5 ~ 1 克，连用 6 个月，并配合甲基强的松龙冲击治疗取得较好疗效者。

8.7 何为急进性肾炎的四联疗法，如何应用？

四联疗法（又称鸡尾酒疗法）是指皮质激素、细胞毒药物、抗凝与抑制血小板聚集药物联合使用。由于在本病的发病过程中，裂解的纤维蛋白原转换为纤维蛋白多肽，并作为单核细胞的化学趋化物在新月体形成过程中起重要作用，因此，抗凝药与抗血小板聚集药的应用具有一定的理化基础。早年的动物实验研究观察到肝素可以预防肾炎时新月体的形成，但以后的一系列研究工作未能证实这一结果。在实验性肾炎模型中显示，华法令预防新月体病变发生发展的作用也只有当剂量大到引起出血性合并症时才能发挥疗效。

具体方法：(1) 肝素加入 5% 葡萄糖液 250 ~ 500 毫升中静滴，以凝血时间延长一倍或尿纤维蛋白降解产物（FDP）量下降为调节药量指标，全日总量 5 000 ~ 20 000 国际单位，5 ~ 10 日后改用口服抗凝药（如华法令等）治疗。(2) 口服抗血小板聚集药物，如潘生丁、苯磺唑酮、盐酸赛庚啶等。(3) 环磷酰胺每天每公斤体重 2 ~ 3 毫克，必要时强化治疗。(4) 强的松 60 ~ 120 毫克，隔日 1 次，或加用甲基强的松龙静滴。

8.8 如何用血浆置换治疗急进性肾炎?

治疗急进性肾炎需采用强化治疗方案,即每次置换血浆2~4升,每日或隔日1次。同时必须配合应用激素或(和)细胞毒药物(强的松每天60毫克、环磷酰胺每天每公斤体重3毫克),以抑制置换后抗体、补体及凝血因子等致病蛋白质的代偿性合成增加。另外,若病情已达尿毒症,还必须配合透析,因为血浆置换疗法对尿素氮、肌酐等小分子物质的清除能力有限。该疗法的主要副作用是并发细菌感染、出血、溶血、低血钙、低血压、心绞痛及过敏反应等。

血浆置换疗法的主要作用机制为:(1) 移除循环中的致病抗原、抗体或(和)免疫复合物;(2) 移除炎症介质,如补体及凝血因子等;(3) 通过移除循环中的抑制单核-巨噬系统的物质来增强该系统的作用,吞噬清除免疫复合物。血浆置换疗法对急进性肾炎Ⅰ、Ⅱ、Ⅲ型疗效均好,但因价格昂贵,目前Ⅱ、Ⅲ型少用。

8.9 急进性肾炎的预后如何?

急进性肾小球肾炎如不治疗,短则数周或数月,长则1~2年内死于尿毒症。一般来说,本病的预后与纤维上皮新月体的数量关系极为密切。出现新月体的肾小球占50%以上者预后较差,在70%以上者几乎没有康复的希望。链球菌感染所致者预后较好,存活率为66%;非链球菌感染所致者预后较差,存活率仅8.8%。在单纯性毛细血管外肾小球肾炎时,肾小球含新月体占50%为预后恶劣的象征;在链球菌感染后肾小球肾炎时,新月体占75%者仍有可能恢复。此外,以坏死性肾小球肾炎为病理特点的病人预后较差。

第九章　慢性肾小球肾炎

9.1　什么是慢性肾炎?

慢性肾小球肾炎即慢性肾炎，俗称腰子病。此病十分常见，以青壮年好发，尤以男性青年发病率高。慢性肾炎为多种病因引起的一组肾小球疾病，其病情迁移、病变进展缓慢。临床基本表现为水肿、高血压、蛋白尿、血尿，后期可出现肾功能不全。因病期、病理类型等因素，病人临床表现差异较大。许多病人以水肿为首发症状，多为眼睑(或)下肢轻至中度可凹陷性水肿。有些病人伴有高血压，可发展为高血压性心脏病和脑血管病变。肾功能衰竭时，90%以上的病例有高血压。慢性肾炎后期，病人多出现贫血，这与肾实质受损、促红细胞生成素合成减少有关。本病治疗困难，大多渐进为慢性肾衰竭，预后较差。但如采用正确及时的中西医结合治疗，效果明显。

9.2　慢性肾炎的病因有哪些?

少数慢性肾炎可能由急性链球菌感染后肾炎发展而来。据报告，大约有10%的慢性肾炎病人有明确的肾炎既往史。其他细菌、病毒及寄生虫感染可能是引起慢性肾炎的病因之一。

9.3 慢性肾炎的主要病理类型有哪些？

（1）系膜增生性肾小球肾炎：多见于青少年。可分为IgA肾病及非IgA病。此型肾炎在我国发病率较高，临床表现为反复血尿。

（2）膜增殖性肾炎：多见于青少年，一般起病急，有前驱感染表现。

（3）膜性肾病：好发于中老年，易发生血栓栓塞并发症。80%表现为肾病综合征。

（4）局灶节段性肾小球硬化：好发于青少年，隐匿起病，确诊时常已有肾功能减退及高血压。

慢性病变继续发展，肾小球毛细管逐渐破坏，纤维组织增生，玻璃样小团形成，此时称为硬化性肾小球肾炎，肾功能逐渐衰竭。

9.4 慢性肾炎的临床表现有哪些？

慢性肾炎可发生于任何年龄，但以青、中年为主，多数病例起病隐匿、缓慢。

（1）蛋白尿：尿蛋白常至1～3克/天。

（2）血尿：呈肾小球源性血尿，还可出现肉眼血尿（尿色呈洗肉水样）。

（3）水肿：组织疏松部位较为显著，多为眼睑和（或）下肢凹陷性水肿。

（4）高血压：多为持续中等度高血压，血压常高于140/90毫米汞柱。当肾功衰竭时,90%以上的病例有高血压。

(5)肾功能损害:呈慢性进行性损害,进展快慢主要与病理类型有关(如系膜毛细血管性肾炎进展较快,膜性肾病进展慢),也和治疗情况与有无加速病情发展的许多因素有关。若有肾功能不全的病人,肾功能还可因感染、劳累、血压增高或用肾毒性药物,例如氨基糖苷类药物(庆大、丁卡霉素)或磺胺类药,而急剧恶化。及时去除这些诱因后,肾功能仍可在一定程度上恢复。

9.5 如何诊断慢性肾炎?

典型的慢性肾炎有水肿、高血压及尿化验异常(蛋白尿、血尿、管型尿)等表现,进一步排除继发性肾炎(如狼疮性肾炎、过敏性紫癜性肾炎)及遗传性肾炎(如遗传性进行性肾炎)后,临床即可诊断为慢性肾炎。

9.6 什么是慢性肾脏病(CKD)分期? 有何用途?

慢性肾衰竭(CRF)是各种慢性肾脏病(CKD)的最终结果,起病隐匿,早期就诊率仅20% ~30%,许多病人初诊时已进入终末期肾功能衰竭(ESRD)。

2002年,国际上K/DOQI(kidney disease outcome quality initiative)提出的慢性肾脏病(CKD)分期是以疾病的严重性作为基础,以肾小球滤过率(GFR)作为分期标准来分期的。慢性肾脏病(CKD)的分期标准如下:

慢性肾脏病(CKD)1期:肾损伤,GFR正常或升高(≥每分钟60-89毫升);

慢性肾脏病(CKD)2期:肾损伤,GFR正常或降低(每分钟60-89毫升)；

慢性肾脏病(CKD)3 期:GFR 中度降低(每分钟 30 ~ 59 毫升)；

慢性肾脏病(CKD)4 期:GFR 严重降低(每分钟 15 ~ 29 毫升)；

慢性肾脏病(CKD)5 期:肾功能衰竭,GFR < 每分钟 15 毫升或需要透析；

慢性肾脏病(CKD)分期的用途:指导临床治疗、科研,以达到改善肾脏病预后的目的。

早期发现 CRF 病人并及时进行干预治疗以延缓肾功能进展、改善预后、节约医疗资源,始终是国内外肾脏病领域的研究重点。

9.7 慢性肾炎的发病方式如何?

慢性肾炎少部分由链球菌感染后急性肾炎迁延一年以上发展而来,大部分起病隐匿,与急性肾炎无关,而是由病理类型决定病情的迁延发展,起病即属慢性肾炎。年轻人发病多与急性肾炎有关,而年龄大者起病迁延的多考虑慢性肾炎。慢性肾炎发病方式有如下几种:

(1) 急性肾炎未能彻底治愈,临床症状及尿蛋白持续存在,迁延一年以上而演变为慢性肾炎。成人急性肾炎转为慢性肾炎的比例较大。

(2) 过去有急性肾炎综合征病史,经数周或数月的治疗和调养后,临床症状消失,尿检正常,肾功能正常。经相当长的时间间隔,长者可达十多年,因上呼吸道感染或其他感染,或过度劳累,出现蛋白尿、水肿和高血压等肾炎症状。

(3) 过去无肾炎病史,发病时即出现肾功能不全。这主要是病人无明显自觉症状、未引起足够注意、忽略了经常做尿检查而没能发现肾炎病史所致。

(4) 过去无肾炎病史,短期内出现蛋白尿、水肿、进行性高血压、肾功能不全等。

(5) 过去无肾炎病史,常因感染或劳累出现血尿或蛋白尿,经休息后能很快自行减轻或消失。以后可反复发作。

(6) 过去无肾炎病史,因上呼吸道或其他感染出现显著水肿及大量蛋白尿等肾病综合征症状。

9.8 慢性肾炎与原发性高血压病肾损害如何鉴别?

慢性肾炎可出现高血压,高血压病也可引起肾脏损害,二者在临床上有极相似的表现,如都有高血压、蛋白尿或肾功能不全等。如何将它们区别开来具有重要意义。

(1) 应详细询问病史。如果发现高血压时尿常规正常,数年后才出现尿异常改变者,则为高血压病。反之,则为慢性肾炎。慢性肾炎多发病于青壮年,而高血压病肾损害多见于中老年。

(2) 高血压性肾损害时,尿蛋白定量较少,通常小于1.0克/日,且以小分子蛋白为主,很少有持续性血尿和红细胞管型,而肾功能的损害则较严重,其中肾小管功能损害(尿浓缩功能减退,出现夜尿增多)更显突出。慢性肾炎病人的尿蛋白量相对较多,可出现血尿及颗粒管型。

(3) 肾穿刺活检部分病人发病隐匿,即使出现高血压或蛋白尿也全然不知,找不出高血压和肾功能损害的先后差别,因而单从病史上很难将两者区分清楚,通过肾穿刺做病理学检查,大约20%初步诊断为原发性高血压者,穿刺后确诊为慢性肾炎。可见肾穿刺活检在两者鉴别诊断上具有重要意义。

9.9 慢性肾炎与隐匿性肾小球疾病如何鉴别?

临床表现轻的慢性肾炎须与隐匿性肾小球疾病相鉴别。后者主要表现为无症状性蛋白尿(尿蛋白小于1.0克/天,以白蛋白为主)和(或)单纯性血尿(持续或间断镜下血尿,并偶见肉眼血尿,血尿性质为肾小球源性),而无水肿、高血压、肾功能损害。若病人有水肿和(或)高血压和(或)肾功能损害即应考虑慢性肾炎。隐匿性肾小球疾病无需特殊治疗,病人以保养为主,定期检查尿常规及肾功能。绝大多数病人能保持肾功能正常,仅少数转为慢性肾炎。

9.10 观察慢性肾炎活动性的指标有哪些?

血尿是直接反映肾炎活动情况的重要指标。持续性镜下血尿及红细胞管型尿说明肾小球基底膜的损害一直存在。慢性肾炎有高血压者预后较差,其血尿发生率高达74%。除血尿外,尿中白细胞、上皮细胞和红细胞管型都是观察慢性肾炎活动的指标。因患慢性肾炎而出现持续性血尿的病人,肾功能恶化相对较快,治疗效果稍差。从病理角度看,膜增殖性肾炎及重度系膜增生性肾炎病人发生持续性血尿的比例最高,它们的预后较差,容易发展成为慢性肾衰竭。

9.11 慢性肾炎的预后如何?

慢性肾炎病情迁延,临床表现时轻时重,最终将进展至慢性肾衰竭。病变速度主要取决于病理类型,也与保养和治疗有关。

（1）病理因素：不同的病理改变有不同的预后。单纯轻度系膜增生性肾炎预后良好。重度系膜增生性肾炎及膜增殖性肾炎预后差，大部分在数年内可能出现慢性肾衰竭，这类病理变化的病人比例较少。膜性肾病进展缓慢，其预后尚可，一般在5年之内不会出现肾功能不全。局灶节段性肾小球硬化的预后也较差，在10～20年后多出现尿毒症。除此之外，以下几种因素对慢性肾炎的预后也有显著影响：① 新月体形成越多，则预后越差；新月体越大，其预后也越差。一般认为新月体出现70%以上者，多数在短期内死于肾功能衰竭。② 肾内血管病变迅速者预后差。③ 肾小球病变同时伴有肾间质纤维化或肾小管萎缩者预后差，肾内血管病变明显者预后差。

（2）临床表现：① 发病前有溶血性链球菌感染史者较无链球菌感染史者预后好；继发于全身性疾病而病因不易去除者预后较差。② 病人仅有蛋白尿和（或）伴血尿，而无其他临床症状者预后较好。③ 慢性肾炎高血压者，尤其是逐渐加重的高血压，预后相对较差。若使用降压药后血压能降至正常，并能较好地保持稳定者，预后相对好些。④ 下肢中度水肿、贫血及明显肾区疼痛者预后较差。

（3）肾功能情况：肾功能受损严重，血肌酐、尿素氮升高者，预后严重；肾功能正常或肾功能虽然受损，经积极治疗能恢复正常者，预后相对较好。若已发展到慢性肾衰竭或尿毒症期，则预后较差。

此外，慢性肾炎病人的预后还与病人的精神状态、饮食控制、是否早期积极治疗、是否接受中西医结合治疗等多种因素有关。

9.12 如何治疗慢性肾炎？

慢性肾炎的治疗是以防止和延缓肾功能的恶化、改善或缓解临床症状、防治严重并发症为主要宗旨，而不是以消除蛋白尿、血尿为目的。慢性肾炎的治疗主要是支持疗法和对症治疗，激素及细胞毒药物的疗效尚不确切。中西医结合治疗有一定潜力。目前一般的治疗方法如下：

（1）一般治疗：① 休息：对有水肿、高血压或肾功能不良病人，应强调适当的休息。肾炎病人要避免过多的活动。病情好转、水肿消退、血压恢复正常、尿蛋白及尿红细胞少量、肾功能稳定者，可以从事轻度工作。② 饮食：有明显水肿、高血压时，应限制盐的摄入，采用无盐饮食。在水肿、高血压得到控制后应改吃低盐饮食，每日 3～5 克钠盐。慢性肾炎应适当控制蛋白质的摄入量，应为优质蛋白（如瘦肉、蛋和牛奶等）；肾功能不全者，应该根据肌酐清除率来决定，高蛋白饮食会增加肾小球高滤过，加速肾功能的恶化，一般限制在每日 0.6 克/千克；肾功能代偿者，可略放宽蛋白摄入量的限制（每日 0.6～0.8 克/千克），但每日不宜超过 1 克/千克。在低蛋白饮食时，可适当增加碳水化合物的摄入量，同时辅以适当的必需氨基酸，以满足机体基本能量的需要，防止负氮平衡。

（2）对症治疗：① 利尿剂的应用：慢性肾炎轻度水肿时一般不用利尿剂。水肿严重者可选用氢氯噻嗪、呋塞米。② 降压药的应用：血压突然或持续性增高均可引起肾小动脉痉挛或硬化，促使肾单位损害，肾功能减退。及时的降压治疗很重要。常用的降压药有倍他乐克、硝苯地平、氨氯地平、压宁定、巯甲丙脯酸、依那普利、氯沙坦。由于高血压对肾功能的影响较大，因此正确降压成为治疗慢性肾炎的重点。其中巯甲丙脯酸、依那普利等血管紧张素转化酶抑制剂（ACEI）除全身降压作用外，还能降低肾小球毛细血管内压力，延缓肾衰竭发生，并能减少蛋白尿。这类药目前已很常用，但肾功能不全病人用该药时要谨防高血钾。

（3）抗凝和血小板解聚药：抗凝和血小板解聚药对某些类型的肾炎的肾功能有良好的稳定及减轻肾脏病理损伤作用。对有明确高凝状态和易发生高凝状态的病理类型如膜性肾病、系膜性毛细血管增生性肾炎，可长期应用双嘧达莫、阿司匹林等药物。

(4) 其他：① 避免感染、劳累等加重病情的因素。② 慎用或不用肾毒性和诱发肾损伤的药物，如氨基糖苷类抗生素、磺胺类药及非类固醇类消炎药等。③ 伴有高脂血症、高血糖、高尿酸血症时应予以相应处理。④ 对本病使用激素和细胞毒药的问题，目前尚无一致看法，一般不主张应用。

9.13 中医是如何认识慢性肾炎的？

祖国医学中类似慢性肾炎的记载主要为水气病。《金匮要略》中将水气病分为风水、皮水、正水、石水四种。中医认为，慢性肾炎水肿的发病机制与肺、脾、肾三脏及三焦的水液代谢功能失调有关。慢性肾炎初期或急性发作期，风邪外袭，肺气被束，宣降失司，出现头面部水肿；或因脾肾虚损、三焦气机壅滞、水道不通而出现水肿。《景岳全书·肿胀》称“凡水肿等证，乃肺、脾、肾相干之病，盖水为至阴，故其本在肾；水化于气，故其标在肺；水惟畏土，故其制在脾”。三焦为水液运行的通道，三焦的气化功能与肺、脾、肾三脏功能直接相关。另外，三焦的气化功能也有赖于肝的疏泄，肝为气机升降之枢纽，肝失条达，则气机壅滞，决渎无权，水湿内停。气行则水行，气滞则水停，血不利，则水易停；气滞水停又可致血行不畅。气、水、血相互影响，气滞、水停、血瘀往往同时并见。

高血压是慢性肾炎的常见临床表现，在慢性肾炎后期，其临床表现更为突出。它通常在中医眩晕病证范畴内讨论。慢性肾炎随着病程的进展，阳损及阴，气病及血，或素体阴虚，因而肝肾阴虚，脾肾气阴两虚逐渐演变成为慢性肾炎的主要证型。阴虚阳亢，上扰清阳则头晕、头痛。部分高血压的产生也与气滞、水停、血瘀有关。脾肾气(阳)虚或气滞导致水湿内停,上蒙清窍而出现头晕等症状。

慢性肾炎按辨证可分为脾肾气虚、肝肾阴虚、气阴两虚,治疗时除辨证施治外,均需加入和重用活血化瘀中药,并酌情加入清热解毒药。

9.14 中医如何治疗慢性肾炎出现的蛋白尿?

中医理论分析其病机多与脾肾虚损有关,"脾能运化水谷精微","脾主升清",机体精微物质的化生与敷布主要依赖脾的生理功能,而蛋白质属于机体的精微物质,不应流失。大量蛋白尿的病人常出现乏力、神疲、身倦、脉弱诸脾气虚证,说明蛋白尿的中医病机与脾气亏虚、升清摄精无权密切相关。对于脾气虚的证候,我们采用健脾升清以消蛋白尿的治法,常用方剂有香砂六君子汤、补中益气汤、参苓白术散等。另外,还可配用食疗方——黄芪鲤鱼汤,该方具有较好的健脾消肿作用。另一部分慢性肾炎蛋白尿病人出现肾虚的表现,如腰膝酸软、耳鸣如蝉、足跟作痛、口燥咽干、乏力、脉细等,证候有肾阴虚、肾气阴两虚、肾阳虚、肾阴阳两虚四型。分析其蛋白尿的中医病机系"肾藏精"的生理功能失调,以致固摄阴精无权。我们常采用补肾固精法治疗,肾阴虚型以六味地黄汤、知柏地黄汤加味;肾气阴两虚型以参芪地黄汤加味;肾阳虚与肾阴阳两虚型则选肾气丸、济生肾气汤加味。同时,在上述诸方中可酌加收涩固精之品,如金樱子、芡实等。

9.15 易感冒的慢性肾炎病人可以服用哪些中药?

慢性肾炎病人感冒的发生率相当高,这对病人的康复很不利,因此积极防治感冒非常必要。防治慢性肾炎病人感冒要从扶正固表和清热祛湿两方面着手。

(1) 扶正固表：根据肾炎病人气血阴阳虚损偏重不同，在临床上主要可分为益气固表和滋阴解表两种。气虚感冒者可用益气固表法，常用玉屏风散或参苏饮加减。阴虚感冒者应滋阴解表，通常用加减葳蕤汤或银翘散加沙参、麦冬、知母等。

(2) 清热祛湿：该法是预防感冒的重要措施。常用清热祛湿药有白花蛇舌草、石苇、竹叶、生薏苡仁等。一旦病人发生感冒，则可在解表的基础上加清热祛湿药。风热感冒用银翘散加白花蛇舌草、黄芩。风寒夹湿热感冒则用藿香正气散加清热之品。

9.16 慢性肾炎稳定期可服用哪些中成药?

慢性肾炎是一种慢性病，病人应做好长期治疗和调养的准备。在病情稳定时可用中成药巩固疗效，促使病情进一步好转。临床常用的中成药有六味地黄丸、杞菊地黄丸、知柏地黄丸、金匮肾气丸、五子衍宗丸、肾炎康复片、保肾康等几种，医生可根据病人症状和素体因素辨证选用。六味地黄丸适用于肝肾阴虚而无明显内热病人；知柏地黄丸养阴清热力量强，适用于阴虚火旺病人；杞菊地黄丸除有滋养肝肾的作用外，尚能清肝明目，对伴有双目干涩、头晕的病人较为适合；金匮肾气丸是在六味地黄丸的基础上加少量肉桂、附子，适用于肾阳虚的病人；五子衍宗丸具有补肾固精之功，适用于腰酸、肾气不固的病人；肾炎康复片适用于气阴两虚者。

9.17 当临床上出现腰酸、蛋白尿时，一定是慢性肾炎吗？

不一定。首先要排除一些生理性或其他功能性因素，例如腰肌劳损、发热、体位性剧烈运动、高蛋白饮食等因素，然后才考虑病理性因素。除考虑慢性肾炎外，还须考虑以下疾病：

(1) 隐匿性肾炎：主要表现为无症状性蛋白尿和(或)单纯性血尿，而无高血压、水肿及肾功能减退。

(2) 高血压病肾动脉硬化：先有长期持续性高血压，然后出现肾损害，临床上肾小管功能损害较肾小球功能损害早，尿改变较轻微，常伴有高血压、心脑并发症，如心脏增大、脑卒中等。

(3) 慢性肾盂肾炎：该病也可出现蛋白尿，常有尿频、尿急、尿痛等反复尿路感染的病史。肾功能损害进展慢，以肾小管损害为主，蛋白尿量少，一般 <1.5 克/24 小时。

(4) 多发性骨髓瘤：据统计，此类病人 2/3 可有蛋白尿，1/2 可有肾功能不全，多伴有全身骨痛、感染、贫血、出血倾向。实验室检查可见尿本周蛋白阳性，血清蛋白电泳时出现 M 蛋白，骨穿可见骨髓瘤细胞。

(5) 糖尿病肾病：其发病率较高，1 型糖尿病的 30% ~40%、2 型糖尿病的 15% 在 10 ~20 年内出现肾脏病变，先有糖尿病史，后出现大量蛋白尿。

(6) 其他：肾淀粉样变、狼疮性肾炎等均可有蛋白尿。

9.18 慢性肾炎病人选用什么降压药好？

市场上的降压药有很多种，如复方降压片等，因其价格便宜，降压效果尚可，为广大中老年人所喜爱。此类药确实有一定的降压作用，但无保护肾功能和减少蛋白尿的作用，所以肾炎病人应听从肾脏科医生的意见，选用合适的降压药。

（1）血管紧张素转换酶抑制剂（ACEI）：该类药在降低全身性高血压的同时，可降低肾小球内压，减少蛋白尿，抑制系膜细胞增生和细胞外基质的堆积，以减轻肾小球硬化，延缓肾功能衰竭，为慢性肾炎病人的首选用药。当血肌酐≥3～4毫克/分升时，应慎用此类药。少数病人会出现以下副作用：① 咳嗽，以干咳为主；② 高钾血症；③ 血管性水肿等。常用药物有：开博通、依那普利、洛丁新、雅士达、一平苏、蒙诺等。

（2）血管紧张素受体拮抗剂：该类药亦可减少蛋白尿，延缓肾衰竭。和ACEI类相比，较少引起咳嗽反应。常用药物有科索亚、代文。

（3）钙离子拮抗剂：具有与ACEI十分类似的延缓肾衰竭的作用，但无减少蛋白尿的作用。此外钙离子拮抗剂能减少氧消耗，抗血小板凝聚，通过细胞膜效应减少钙离子在间质沉积和细胞膜过度氧化，以达到减轻肾脏损伤及稳定肾功能的作用。常选用的长效钙离子拮抗剂有络活喜、拜心同等。

（4）β-受体阻滞剂：该类药对肾素依赖性高血压有较好疗效，可降低肾素作用，不影响肾血流量和肾小球过滤率。常用药物为倍他乐克。

（5）α-受体阻滞剂：对小动脉和小静脉均有扩张作用，其主要不良反应为直立性低血压，故应从小剂量开始逐步增至治疗剂量。常用药物为哌唑嗪。

（6）α、β受体阻滞剂：既作用于α受体，又作用于β受体。常用药物有柳胺苄心定、达利全等。

（7）利尿剂：对有明显水钠潴留或使用ACEI不当者可加用利尿剂，以加强降压效果。但应注意电解质紊乱、高凝状态出现和加重高脂血症。

常用药物有双克、安体舒通、速尿等。

慢性肾炎病人的血压较高，很难用单一降压药控制，多采取联合用药。降压目标：尿蛋白 <1 克/24 小时时，血压应降至 130/80 毫米汞柱以下；尿蛋白 >1 克/24 小时时，血压应降至 125/75 毫米汞柱以下。

9.19 肾病合并高血压能选用珍菊降压片吗？

珍菊降压片是由可乐定、珍珠层粉、野菊花、芦丁等组成的复方制剂。可乐定为中枢性降压药，它通过兴奋脑干血管抑制性 α-受体、阻滞交感神经传出路径、提高迷走神经张力而起到降压作用，可使血浆肾素活性降低，主要由肾脏排出，部分在肝脏代谢解毒自胆汁排泄；珍珠层粉具有平肝潜阳、镇惊安神的功效；野菊花能镇肝熄风、平稳降压；芦丁可以改善毛细血管通透性。由它们组成的珍菊降压片具有降压作用平稳的优点。因此，珍菊降压片治疗肾性高血压是一种安全、有效的复方降压药物。

9.20 慢性肾炎病人的康复措施有哪些？

由于慢性肾炎的真正原因还不太清楚，现代医学目前还未找到一种能治愈该病的西药和方法阻止该病的继续发展。不过，祖国医学宝库中有许多奇葩治疗慢性肾炎疗效很好。不过光靠药物还不够，还需要病人本人注意其他辅助措施。下列几点对延缓肾功能恶化十分重要：

（1）防止咽喉部、肺部、泌尿道感染，避免受凉、劳累、腹泻、创伤等。感染一次，病情可能加重一次。

（2）感染后，及时使用青霉素类、红霉素，严禁使用庆大霉素、卡那霉素、新霉素、多黏菌素、两性霉素 B 等肾毒性药物，否则肾功能会迅速恶化。

（3）控制高血压。长期高血压会导致肾功能恶化加快，但血压不宜下降过快、过低，舒张压保持在 80 毫米汞柱以下为好。

（4）有肾病综合征表现者，应积极治疗，减少尿蛋白丢失。因为长期蛋白丢失也可促使肾功能恶化。

9.21 中医三联疗法如何治疗慢性肾炎？

目前中医治疗本病多采用清热解毒、健脾补肾、活血软坚三联疗法，临床取得了较好疗效。其治疗机制是：用清热解毒中药如白花蛇草、六月雪等消除抗原抗体复合物产生；用健脾补肾药如黄芪、冬虫夏草等增强免疫功能，吞噬血中免疫复合物；用活血软坚中药如赤芍、夏枯草、昆布等清除沉积在肾小球上的免疫复合物，使膜增生、系膜增生、节段性硬化的肾小球逐渐恢复功能。有研究表明，三联疗法治疗慢性肾炎较传统中医治疗效果有明显提高。

第十章　肾病综合征

10.1　什么叫肾病综合征？

肾病综合征是由多种病因引起肾脏病理损害而导致的严重蛋白尿，及其相应的一组临床症候群。本病的诊断标准是“三高一低”，即大量蛋白尿（≥3.5 克/天）、水肿、高脂血症、低白蛋白血症（≤30 克/升）。

有人误以为肾病综合征是一种独立的疾病。实际上，本病是由多种病因引起的一组临床症候群，虽然它们具有相似的临床表现，在治疗方面也有共同点，但其临床表现、发病机制和防治措施又各有其特点，所以肾病综合征不是一种独立的疾病。

10.2　肾病综合征的常见病因有哪些？

肾病综合征可分为两类：原发性和继发性肾病综合征。

继发性肾病综合征的病因很多，常见的有糖尿病肾病、高血压导致的肾小动脉硬化症、系统性红斑狼疮、肾淀粉样变、肿瘤、药物及感染等。一般而言，不同的年龄病因也有所不同，小儿常由遗传性疾病、感染性疾病及过敏性紫癜引起,中青年多由感染和药物等引起,青年女性结缔组织病引起者更常见,老年人则应着重考虑是否由代谢性疾病(如糖尿病肾病)和肿瘤引起。

临床上必须排除了继发性肾病综合征后才可以作原发性肾病综合征的诊断。

引起原发性肾病综合征的病理类型也有多种,通过肾穿刺活检可以明确诊断,以微小病变肾病、系膜增生性肾炎、膜性肾病、系膜毛细血管性肾炎及肾小球局灶节段性硬化五种病理类型最为常见。

10.3 肾病综合征的主要临床表现和合并症有哪些?

(1) 肾病综合征主要的临床表现

① 大量蛋白尿:大量蛋白尿是肾病综合征的标志,病人的尿中因含有较多的蛋白质而呈现泡沫样尿。

② 低白蛋白血症:由于大量白蛋白从尿中排出,使血浆白蛋白明显降低。此外,病人因胃肠道黏膜水肿导致食欲减退、蛋白质摄入不足、吸收不良或丢失,也是加重低白蛋白血症的原因。

③ 水肿:水肿的出现及其严重程度一般来说与低白蛋白血症的程度呈正相关。病人水肿常渐起,最初多见于踝部,呈凹陷性。晨起时眼睑、面部可见水肿。随着病情的发展,水肿发展至全身,可出现胸腔、腹腔、阴囊、心包积液,甚至肺水肿以致呼吸困难。

④ 高脂血症:其中血浆胆固醇、甘油三酯和磷脂均明显升高,低密度及极低密度脂蛋白浓度增加。

(2) 肾病综合征主要的合并症

① 感染:较多见的有呼吸道感染、腹膜炎、胸膜炎等,也可表现为泌

尿道感染；

② 血栓、栓塞性合并症：如肾静脉血栓（表现为蛋白尿、血尿、肾功能衰竭）、下肢深静脉血栓（表现为双侧下肢不对称肿胀）等；

③ 营养不良；

④ 肾功能损伤：可出现急性肾衰竭。

10.4 怎样合理治疗肾病综合征?

（1）肾病综合征的治疗目的

① 减少或消除尿蛋白；② 保护肾功能，延缓肾功能恶化的程度；③ 预防合并症的发生。

（2）肾病综合征的治疗原则

① 一般治疗：Ⅰ休息：应以卧床休息为主，病情缓解后可逐步增加活动。Ⅱ饮食治疗（详见后）。Ⅲ利尿治疗（详见后）。Ⅳ降压治疗：常用药有利尿剂、血管紧张素转换酶抑制剂或受体拮抗剂、钙离子拮抗剂、β-受体阻滞剂及α-受体阻滞剂。Ⅴ降脂治疗：常选用3-羟基-3-甲基戊二酰单酰辅酶A还原酶抑制剂（如辛伐他汀）、消胆胺等。Ⅵ抗凝治疗：可短期应用小剂量肝素、抗血小板聚集药物潘生丁、小剂量阿斯匹林等。

② 糖皮质激素及细胞毒类药物的应用（详见后）。

③ 其他可能降尿蛋白的治疗措施：Ⅰ中药：常选用雷公藤多苷口服。Ⅱ血管紧张素转换酶抑制剂：如苯那普利等有降尿蛋白作用。Ⅲ免疫球蛋白：近年屡有应用该药治疗的报道。

10.5 肾病综合征病人怎样进行饮食治疗?

（1）钠盐摄入：水肿时应进低盐饮食，严重水肿者每日摄取食盐

2～3克（相当于1～2牙膏盖）。

（2）蛋白质摄入：在肾病综合征的早期、极期，给予较多的高质量蛋白质摄入（每日每千克体重1克蛋白质），有助于缓解低蛋白血症及随之引起的一些合并症。对于慢性、非极期的肾病综合征，给予较少量、高质量蛋白质摄入（每日每千克体重0.8～1.0克蛋白质），因为控制蛋白质摄入量可延缓慢性肾功能损害的进展。如果已经出现慢性肾功能损害，则应进少量、高质量的蛋白质（优质低蛋白饮食，即每日每千克体重0.6克蛋白质）。

（3）脂肪摄入：应进低脂饮食及富含可溶性纤维（如燕麦、米糠及豆类）和多不饱和脂肪酸（如鱼油、植物油）的食物。

（4）微量元素补充：由正常饮食中补充铜、锌、铁等元素。

10.6 肾病综合征病人如何进行利尿治疗？

病人有水肿、水钠潴留时，必须有选择地、适度地应用利尿剂。常用利尿剂有以下几种：

（1）排钾利尿剂：如双氢克脲噻、速尿。用此类药物时须注意低血钾问题。

（2）抗醛固酮类药物：如安体舒通。此类药为保钾利尿剂，应用时须注意高血钾问题，与排钾利尿剂合用可加强利尿效果，减少电解质紊乱。

（3）血浆蛋白的应用：静脉输注人体白蛋白或血浆可提高血浆胶体渗透压，接着用速尿静脉滴注，有很好的利尿效果。当病人有严重低蛋白血症及营养不良时，可考虑适当地应用。但由于血浆蛋白在输入后24～48小时内全部由尿液排出体外，增加了肾脏的负担，反而会损害肾功能，所以也不能滥用人体白蛋白或血浆。

(4) 渗透性利尿剂：该类药主要通过一过性提高血浆胶体渗透压，造成肾小管内液的高渗状态，减少水钠的重吸收而利尿，常用的有静滴甘露醇、低分子右旋糖苷等。对于少尿的病人应慎用此类药物，因有可能导致急性肾衰竭。

10.7 如何合理应用糖皮质激素及细胞毒类药物?

首先强调此类药物必须在肾脏病专科医生的指导下应用。

(1) 糖皮质激素：目前常用的口服药为强的松和强的松龙，静脉药为甲基强的松龙。使用原则和方案为：① 起始足量：一般用强的松每日每千克体重1毫克，分3~4次口服，维持8~12周。② 缓慢减量：足量治疗后逐渐减量，直至最小有效剂量。③ 长期维持：以最小有效剂量维持6~12个月。糖皮质激素治疗的关键是开始用量要足够，维持时间要充分，减药速度要缓慢。否则，可能出现反跳，反而使病情加重。

(2) 细胞毒类药物：对于糖皮质激素疗效不佳者，联合应用此类药物，可望提高疗效、减少副作用。常用的有环磷酰胺、苯丁酸氮芥、环孢素A等。但此类药物副作用较多，常见的有胃肠道反应、抑制骨髓使白细胞减少、肝脏损害等。因此，在选择治疗方案时必须权衡利弊，实施时密切观察毒副作用，以达到有效的治疗效果。

10.8 环磷酰胺的毒副作用有哪些?

环磷酰胺是公认的治疗肾病综合征效果较好的药物，但副作用也较明显，甚至还有危险性，其主要副作用如下：

(1) 严重的骨髓抑制,发生血白细胞减少;

(2) 性机能损害,尤其是男性,少数可导致不育;

(3) 出血性膀胱炎,血尿;

(4) 有约半数病人会发生脱发,但停药后会恢复;

(5) 恶心、呕吐等消化系统症状。

10.9 引起原发性肾病综合征的病理类型有哪些?

引起原发性肾病综合征的病理类型有多种,其中最常见的有以下几种:

(1) 微小病变性肾病;

(2) 系膜增生性肾小球肾炎;

(3) 膜性肾病;

(4) 系膜毛细血管性肾小球肾炎;

(5) 局灶性节段性肾小球硬化。

10.10 何为微小病变性肾病,其病理特点如何?

微小病变性肾病是病理上以肾小球上皮细胞足突融合为特点、临床上以单纯性肾病综合征为表现的疾病。其病理特点是:在光镜下肾小球基本正常,偶见上皮细胞肿胀、空泡样变性及轻度系膜细胞增生、基质增宽、近端肾小管上皮细胞中含有双折光的脂滴,也可呈小灶状肾小管上皮损害及间质病变;电镜下见多数肾小球毛细血管上皮细胞足突融合和裂孔闭塞,可有上皮细胞空泡变性,其游离面微绒毛常变形,肾小球基底膜正常,系膜区偶见细小的电子致密沉积物;免疫荧光绝大多数无肾小球免疫球蛋白和补体沉积。

10.11　微小病变性肾病临床表现如何?

本病多见于幼儿,发病高峰在 2 ~ 8 岁,约占原发性肾病综合征的 80%。大部分病人无任何诱因地突然起病,部分病人起病于上呼吸道感染或过敏之后。临床病情以自行缓解及反复发作为特点,多数对激素治疗敏感,其临床表现以单纯性肾病综合征为特点,即表现为:大量蛋白尿、低白蛋白血症、高脂血症、水肿。其中水肿常为起病后第一表现,蛋白尿在小儿多呈选择性,但成人常呈非选择性,IgG 常下降。另外,血压可正常、稍高或呈体位性低血压,临床过程中可呈肾前性少尿、氮质血症、特发性急性肾衰竭、肾小管功能损害或合并感染、血栓栓塞性合并症等。

10.12　如何治疗微小病变性肾病?

本病对激素治疗大多数敏感,其具体治疗方法如下:

(1) 糖皮质激素

目前多采用强的松口服,开始成人剂量为每天每千克体重 1 毫克,儿童剂量为每天每千克体重 2 毫克,清晨一次顿服,持续 8 周。如有效也可延长至 12 周,然后逐渐减量,多数每 5 ~7 天减量一次,每次减 5 毫克,至成人每天每千克体重 0.5 毫克,儿童每天每千克体重 1 毫克时停止,改为隔日顿服,即成人隔日顿服每千克体重 1 毫克,儿童为隔日每千克体重 2 毫克,持续 6 个月甚至 12 个月,然后缓慢减量至停用。如无效则可考虑加用环磷酰胺或采用冲击疗法。

（2）细胞毒类免疫抑制剂

常用的有环磷酰胺、盐酸氮芥、苯丁酸氮芥，其中环磷酰胺最为常用，其用法为：成人每天每千克体重2～3毫克；小儿每千克体重用量稍大，分两次口服，或将两日用量加入注射用生理盐水20毫升内，隔日静脉注射1次，累积总剂量为每千克体重150毫克。

（3）冲击疗法

甲基强的松龙1克/天，加入5%葡萄糖注射液300毫升中静脉滴注，1小时内滴完，每天1次，连续3天为1个疗程。必要时2周可重复1次，一般不超过3个疗程，间隔期间或此疗法结束后，应口服强的松40～60毫克/天，4周后再逐渐减量，直至维持量。

（4）环孢素A（Cy A）

Cy A开始剂量为每天5毫克/千克体重，然后调整剂量达血中Cy A浓度在100～200毫克/升。但本药的肾毒性（引起间质性肾炎）、停药后易复发及药物昂贵等因素，使之应用有较大的局限性。

10.13 微小病变性肾病的预后如何？

总的来说，微小病变性肾病的预后良好。Cameron报告10年存活率>95%，死亡者大多为成人（尤其是老年人）。死亡的主要原因是心血管疾病和感染，而后者往往是不妥善地使用激素和细胞毒性药物的副作用。长期追踪发现，发展至慢性肾衰竭者罕见，成人发展为慢性肾衰竭约占3%，儿童则更罕见。慢性肾衰竭常发生于对激素有抗药性者，同时附加有局灶性肾小球硬化。

10.14 什么是系膜增生性肾小球肾炎？其病理特征如何？

系膜增生性肾小球肾炎是一组病理上以弥漫性肾小球系膜细胞增生及不同程度系膜基质增多为主要特征的肾小球疾病。其病理特征为光镜下弥漫性肾小球系膜增生伴基质增多，早期以系膜细胞增生为主，后期以系膜基质增多为主，全部肾小球的所有小叶受累程度一致，肾小球毛细血管壁及基底膜正常，当系膜重度增生时，有时可见节段性系膜长入基底膜与内皮间的插入现象，有时可伴有肾小球节段性硬化及球囊黏连。电镜观察可见系膜及基质增生，重症病例可见系膜细胞及基质增生，尚可见节段性系膜插入，肾小球基底膜基本正常，1/4 ~ 1/2 的病例可在系膜区见到少量稀疏的细颗粒状和云雾状的电子致密物。免疫病理表现分如下四类：(1) 以 IgM 为主的免疫球蛋白及 C_3 沉积；(2) 以 IgG 为主的免疫球蛋白及 C_3 沉积；(3) 仅补体 C_3 沉积（注：上述免疫球蛋白及补体均呈颗粒状沉积于系膜区，有时也同时沉积于肾小球毛细血管壁）；(4) 免疫病理检查阴性。

10.15 系膜增生性肾小球肾炎的临床表现如何？

本病多见于青少年，男性多于女性，常隐袭起病，但在我国有前驱感染史者也较常见。其主要临床表现及特点如下：

(1) 临床表现多样性，可表现为无症状蛋白尿或（和）血尿、慢性肾炎及肾病综合征。

(2) 血尿发生率较高。70% ~90% 的病例有血尿，多为镜下血尿；约

30% 的病例为反复发作的肉眼血尿。

(3) 蛋白尿多呈非选择性。

(4) 约 30% 的病例出现轻度高血压;20% 的病例出现肾功能减退;少数病人 IgM 升高,IgG 正常或减低。

10.16 如何治疗系膜增生性肾小球肾炎?

可按微小病变性肾病使用激素的治疗方案进行治疗,但疗程要稍为延长,以便获得较好疗效。对激素无效或部分缓解的病人,宜加用细胞毒药物。

10.17 系膜增生性肾小球肾炎的预后如何?

决定本病预后的主要因素是肾小球病理改变的程度。病理改变轻者预后较好,反之较差。在临床上,本病约 50% 以上的病人用激素治疗后可获得完全缓解,其远期预后目前仍不十分清楚。对标准激素疗程治疗无效的病人,常为病理损害较重者,其预后多数不好,迟早会出现较严重的局灶性节段性肾小球硬化。

10.18 什么是局灶性节段性肾小球硬化?其病理特征如何?

局灶性节段性肾小球硬化特指一类原发性肾小球疾病,其病变仅累及部分肾小球及肾小球毛细血管袢的部分小叶并发生硬化性病变。临床上以蛋白尿或肾病综合征为主要表现,易于出现慢性进展性肾功能损害,终至慢性肾衰竭。其病理特征为：光镜下为局灶性损害，影响少数肾小球（局灶）及肾小球的部分小叶（节段）。但连续的肾活检显示损害逐渐进展，先呈局灶分布然后发展至全肾小球硬化，终至固缩肾。未硬化之肾小球常呈轻微病变或弥漫性系膜增生。肾小管常可见到基底膜局灶性增厚，伴间质细胞浸润及纤维化。电镜观察大部或全部肾小球显示足突融合，上皮细胞及其足突与基底膜脱离，此为本病早期病变特征。在不正常的肾小球中，内皮细胞下和系膜处有电子致密物沉积；在硬化部位，有毛细血管袢的萎缩及电子致密物沉积。免疫荧光可见硬化处有 IgM 和 C_3 呈不规则、团块状、结节状沉积，无病变的肾小球呈阴性或弥漫性 IgM 和 C_3 沉着。

10.19 局灶性节段性肾小球硬化的临床表现如何？

本病多发生在儿童及青少年，男性多于女性，少数病人发病前有上呼吸道感染或过敏反应，且本病的发生可有家族倾向，似乎在有特异反应性的人群中本病相对常见，其主要临床表现及特点如下：

（1）临床首发症状多为肾病综合征，镜下多见血尿，偶见肉眼血尿，约 2/3 的成人病人有轻度持续性高血压；

（2）少部分病人表现为无症状性蛋白尿；

（3）蛋白尿绝大部分为无选择性，但早期可有高度或中度选择性；

（4）血清 C_3 浓度正常，IgG 水平下降；

（5）常有近端肾小管功能受损的表现，如葡萄糖和氨基酸尿等；大多数病人肾小球滤过率进行性下降，上呼吸道感染或过敏可使各种症状加重。

10.20　局灶性节段性肾小球硬化如何治疗？

本病的治疗颇为棘手，对激素治疗多不敏感。据报道，其对足量激素治疗无效率达60%以上。目前常用的几种治疗方法如下：

(1) 用足量激素治疗8周，无效者加用环磷酰胺或试用冲击疗法。

(2) 低剂量环孢素A联合强的松隔日疗法：本法一般仅在激素治疗无效后使用，用药方法为环孢素A每天每千克体重4～7毫克，隔日晨服强的松每千克体重1毫克。

(3) 四联疗法：即激素、细胞毒类药物、抗凝药物和抑制血小板聚集的药物联合应用。

(4) 有人认为，如应用糖皮质激素及细胞毒类药物2～3个月无效，则大剂量、长时间用药可能取得疗效（如使用足量强的松与环磷酰胺同时治疗或每月交替用药长达6个月）。

10.21　局灶性节段性肾小球硬化的预后如何？

总的来说，本病预后较差。据Cameron报道，在本病确诊后，5年和10年没有发生肾衰竭者分别占70%和40%。又据统计报道，在发病的15年内，约有75%发展成肾功能衰竭。

影响预后的因素如下：(1) 对糖皮质激素治疗有反应者预后较好，反之则差。(2) 相对成人，小儿多预后较好。(3) 肾病综合征者预后不好，无肾病综合征的蛋白尿者（即尿蛋白 <3.5克/24小时），预后相对较好。(4) 病理变化方面：呈弥漫系膜增生者预后不好；肾小球血管硬化者预后不好；伴明显小动脉硬化、小动脉透明样变者预后差；明显间质细胞浸润、

纤维化者预后差。(5) 已有肾功能损伤的本病病人若怀孕,则预后很差,多发展为先兆子痫及严重肾功能损伤。

10.22 什么是膜性肾病?其病理特征如何?

膜性肾病是以肾小球基底膜上皮细胞下弥漫的免疫复合物沉着伴基底膜弥漫性增厚为特点的肾脏疾病,临床呈肾病综合征或无症状性蛋白尿。病理特征为:光镜及电镜观察,本病病理改变于肾小球毛细血管袢,以上皮细胞下免疫复合物沉着为特点,继之基底膜增厚和变形,一般无系膜、内皮或上皮细胞的增生,亦无细胞浸润。免疫荧光发现 IgG 和 C_3 呈弥漫性均匀一致的颗粒状沿基底膜分布,较少见 IgM 和 IgA 沉着。膜性肾病的几种特殊病理改变为:(1) 伴有较明显的系膜增生及系膜基质扩张;(2) 伴有间质病变;(3) 伴有肾小球进行性、节段性玻璃样变及硬化,也伴有间质纤维化;(4) 可转化为新月体型肾炎I型;(5) 偶有本病伴系膜 IgA 占优势的免疫病理变化,即膜性肾病与 IgA 肾病的重叠表现。

10.23 膜性肾病的临床表现如何?

本病可见于任何年龄,但 80% ~90% 的病人在诊断时年龄超过 30 岁,发病高峰在 36 ~40 岁,男性多于女性,多隐匿起病,少数在前驱感染后短期内发病,病程呈缓慢进展性,通常是持续性蛋白尿,经过多年,肾功能才逐渐恶化。其临床表现及主要特点如下:

(1) 约 80% 以上的病人表现为肾病综合征,其余病人表现为无症状性蛋白尿及(或)血尿。

(2) 本病最早症状通常是逐渐加重的下肢浮肿,蛋白尿常为非选择性，20% ~50% 的病人为间断或持续性镜下血尿，肉眼血尿少见，不常见高胆固醇血症。随疾病的进展，半数病人可发生高血压。

（3）可逐渐出现肾功能不全、尿毒症。

（4）血清 C_3 和其他补体成分多正常。

10.24 如何治疗膜性肾病？

该病常用的治疗方法如下：

（1）糖皮质激素治疗：强的松每千克体重 2 毫克，隔日一次，晨服，连续 8 周，然后于 4 周内减量至停用。

（2）糖皮质激素与细胞毒类免疫抑制剂的联合应用：特别是苯丁酸氮芥与大剂量糖皮质激素交替使用，可提高疗效，并减少副作用。① 糖皮质激素联合环磷酰胺治疗：强的松每千克体重 1 毫克，隔日顿服 8 周，然后 4 周内撤完，加环磷酰胺每平方米体表面积 0.5 ~1.0 克，每月一次静脉滴注，共 6 个月。据报道，该法与上述糖皮质激素治疗的效果相当而无差别。② 糖皮质激素联合苯丁酸氮芥治疗：甲基强的松龙冲击 3 天，改强的松每天每千克体重 0.5 毫克，27 天，再以苯丁酸氮芥每天每千克体重 0.2 毫克；服用 1 个月，如此交替使用，共用药半年。据报道该治疗方法疗效较好。

（3）冲击疗法：同微小病变性肾病的治疗。

（4）环孢素 A 治疗：同微小病变性肾病的治疗。

10.25 膜性肾病的预后如何？

本病是一个发展缓慢、相对良性的疾病，据世界各地报告，10 年存活率在80%左右。影响本病预后的因素比较公认的为大量蛋白尿及肾功能损害,其他因素各家分析结果不一。

(1) 年龄:儿童预后较好,10年存活率可达90%以上,大多在诊断后5年内蛋白尿会自发性完全缓解;成人则大约是25%,通常在起病后3年以上方会发生。

(2) 性别:Kincaid Smith报道本病于妇女为良性疾病。5年、10年及15年的生存率均为99%。但若患本病的妇女处于妊娠期,则会加重病情的发展。

(3) 蛋白尿程度:蛋白尿程度影响预后,起病时有肾病综合征者,10年、15年存活率分别为76%和60%;而无肾病综合征者10年、15年存活率均为98%。另外,可依据蛋白尿程度及持续时间作粗略估计:① 蛋白尿≥8克/天,持续6个月以上者,预后不良的发生率为66%;② 蛋白尿≥6克/天,持续9个月以上者,预后不良的发生率为55%。

(4) 高血压:有难以控制的高血压者预后不良。

(5) 肉眼血尿:本病一般不出现肉眼血尿。若出现肉眼血尿,可提示转变为新月体型肾炎,预后不好。

(6) 肾功能:肾功能是决定预后的一个指标,起始肾功能及肌酐清除率下降速度是两个决定性的因素。

(7) 组织学变化:肾小管与间质病变是预后不良的指标,而肾小球病变与预后的关系意见不一。

10.26 何为系膜毛细血管性肾小球肾炎?其病理特征如何?

系膜毛细血管性肾小球肾炎是以系膜细胞增生、系膜基质扩张、基底膜增厚及系膜细胞和基质扩张至邻近毛细血管壁内导致的光镜下毛细血管壁增厚和呈双轨状为病理特征的肾小球疾病。临床上常表现为肾病综合征伴血尿、高血压及肾功能损害，部分病人伴有持续低补体血症。其病理改变以肾小球基底膜及系膜为其基本病变部位。根据电子致密物的沉着部位及基底膜病变的特点分为以下三型：(1) Ⅰ型：基底膜增厚，并因系膜细胞及基质长入基底膜与内皮细胞间而呈双轨现象，双轨之形成是由插入的系膜形成伪基底膜所致。本型之系膜增生最为严重，可分隔肾小球呈小叶状，电镜检查除系膜插入现象外，并可见细小的不规则电子致密物于系膜区及内皮下；免疫荧光检查可见 IgG、IgM 及 C_3 颗粒沿基底膜呈周边性分布，也沉积于系膜。(2) Ⅱ型：以基底膜内大量、大块电子致密物呈条带状沉着为特点，免疫荧光检查以 C_3 沉着为主，免疫球蛋白沉着较少见。(3) Ⅲ型：本型除与Ⅰ型有共同改变之外，有较突出的上皮下免疫复合物沉着，并可见与膜性肾病一样的基底膜钉状突起，免疫病理呈 C_3、伴或不伴 IgG 及 IgM，主要分布于基底膜，也沉积于系膜。

10.27　系膜毛细血管性肾小球肾炎的临床表现如何？

本病主要见于少儿及青年。20% ~30% 的病人可起病于上呼吸道感染之后，其临床表现及其特点如下：

(1) 约 50% 的病人表现为明显的肾病综合征，约 30% 表现为无症状性蛋白尿，20% ~30% 起始表现为急性肾炎综合征。

(2) 无论上述何种综合征或无症状性蛋白尿，几乎都有蛋白尿和血尿，蛋白尿为非选择性，血尿常为持续性镜下血尿，约 15% 呈发作性肉眼血尿。80% ~90% 的病人伴有高血压。常于起病后即有较严重的贫血，其程度与肾功能减退程度不成比例。半数病人伴肾功能减退。

（3）30% ~50% 的病人血总补体活性（CH50）及补体 C_3 呈持续性低水平，循环免疫复合物及冷球蛋白可呈阳性。

10.28 如何治疗系膜毛细血管性肾小球肾炎？

目前系膜毛细血管性肾小球肾炎尚无有效的治疗方法，现介绍几种可试用的方法如下：

（1）方案一：潘生丁每天 150 ~300 毫克加上阿司匹林每日 75 毫克，分 3 次口服。无效者，可试用一次标准疗程的激素，待减量至维持量时，持续应用一个时期。

（2）方案二：隔日口服强的松 60 毫克，长期治疗（平均治疗时间为 1 年）。

（3）方案三：隔日维持量激素强的松每千克体重 0.5 毫克，与抑制血小板凝集药物联合作长期治疗。

10.29 系膜毛细血管性肾小球肾炎的预后如何？

大多数病人预后差。病情常不停顿地进展，约 50% 的病人在 10 年内发展至终末期肾衰竭。Cameron 报告：Ⅰ型病损肾病综合征者 10 年存活率约为 40%，而无症状蛋白尿及（或）血尿者却为 85%。有下列表现者预后不良：① 发病时就有肾小球滤过率下降；② 表现为肾病综合征；③ 早期出现高血压、肉眼血尿；④ 肾活检有新月体等。Ⅱ型病损者较Ⅰ型预后更差。

10.30 临床运用雷公藤时应注意什么?

雷公藤对一些肾脏病,包括慢性肾小球肾炎、肾病综合征、过敏性紫癜性肾炎、狼疮性肾炎等,有一定疗效,但其毒性作用较大,过去有“断肠草”之称。在临床运用中尚需考虑以下问题:

(1) 在青年人病例中最好选择已婚或有子女的病人,以免疗程较长而影响生育功能;

(2) 在疾病的活动期,不宜单独使用雷公藤制剂;

(3) 雷公藤可能对肝、肾及造血系统产生毒性,因此对伴有这些脏器功能障碍的病人应慎用;

(3) 一般肾小球肾炎急性期不宜用雷公藤治疗,因为可能引起急性肾衰竭;

(5) 老年病人应适当减小剂量;

(6) 孕妇及哺乳期妇女禁用。

10.31 如何安排肾病综合征病人的饮食?

(1) 饮食要点

蛋白质按正常需要量供给,如肾功能良好,肾小球滤过正常,而蛋白质丧失多,可给予高蛋白饮食。根据病人情况,分别给予少盐或无盐。选用富含维生素 A、B、C 的食物。如伴有高血压或高脂蛋白血症,要限制饮食中饱和脂肪酸与胆固醇的含量。如伴有贫血,应给予含蛋白质和铁丰富的食物。每日三餐。

（2）食谱举例

早餐：大米稀饭 25 克，甜牛奶（牛奶 250 克、白糖 15 克），馒头 100 克，凉拌豆腐 100 克，食盐 1 克；中餐：大米干饭 200 克，红烧鲤鱼 200 克，炒青菜 250 克，西红柿紫菜鸡蛋汤（西红柿 50 克，鸡蛋 25 克），食盐 1 克；晚餐：大米稀饭 25 克，豆腐脑 300 克，馒头 100 克，糖醋里脊肉 100 克，炒菠菜 250 克，烩冬瓜木耳鸡蛋（冬瓜 50 克、木耳 10 克，鸡蛋 25 克），食盐 1 克。全日烹调用油 50 克，食盐 3 克。

（3）食疗处方

① 方一：鲤鱼 1 条（约 200 克）、赤豆 50 克、冬瓜 100 克、食盐少许，将鲤鱼洗净，把赤豆、冬瓜切碎塞入鱼腹炖烂加食盐调味服，每日 1 剂，15 天为 1 个疗程。② 方二：核桃仁 10 克、蝉蜕 1 条、黄酒适量，将核桃仁，蛇蜕焙干研细末，黄酒冲服，每日 1 剂，15 天为 1 个疗程。③ 方三：小公鸭 1 只（约 500 克）、猪蹄 200 克、食盐 3 克，炖烂后食，隔日 1 剂，10 天为 1 个疗程。④ 方四：鲜猪肝 100 克、绿豆 50 克、粳米 50 克、食盐 3 克，先将绿豆、粳米煮烂，把切碎的猪肝煮开后调入食。每日 1 剂，30 天为 1 个疗程。⑤ 方五：鲜山药 100 克、吴茱萸 3 克、粳米 50 克共煮粥服，常服。⑥ 方六：甲鱼 1 只（约 200 克）、芡实 20 克、党参 15 克，将甲鱼洗净，把党参、芡实塞入甲鱼腹炖熟，除去芡实服，隔日 1 剂，20 天为 1 个疗程。

第十一章　隐匿性肾小球肾炎

11.1　何为隐匿性肾小球肾炎?

隐匿性肾小球肾炎是原发性肾小球疾病中常见的一种临床类型,由于临床表现轻微或毫无症状而得名。此种病人在临床上无明显症状,表现为持续性轻度蛋白尿和(或)复发性或持续性血尿,故又称无症状性蛋白尿和(或)血尿。

本病病程长短不一,长者可迁延数十年,肾功能保持良好。以往将它列为慢性肾小球肾炎的一型,但近年的研究证实,此类病人的预后大多良好,病程虽较长,但多数并非进行性,部分自愈,只有少数病情缓慢进展、恶化进入肾功能衰竭,因此,不宜归类于一般认为预后较差的慢性肾炎。

导致本病的原因可能有多种,包括链球菌和其他细菌、病毒、原虫等感染。病理改变表现为多种广泛不同的病理类型,包括微小病变型、系膜增殖性肾炎(包括 IgA 肾病)、局灶节段性增殖性肾炎,有时类似链球菌感染后肾炎,少数病例可呈较严重的肾小球病变。此外,遗传性肾炎也可以无症状性血尿和(或)蛋白尿起病,因此须做肾活检才能明确病因。

11.2 隐匿性肾炎的临床表现有哪些？

本病多见于青少年，发病年龄大多在10～30岁，40岁以上少见，男性多于女性。起病隐匿，往往缺乏水肿及高血压等肾小球肾炎特征，无特异性的双侧腰部酸痛可能是病史中唯一的症状。主要是尿检异常，不少病人是偶然从尿常规检查中发现的，或因感冒、发热做尿检查首次证实或在体格检查时才发现。隐匿性肾炎病人的尿异常可分为以下三种形式：(1) 以轻度蛋白尿为主，尿蛋白定量<1.0克/天，但无其他异常，也称为单纯性蛋白尿。可因感染或劳累等诱因使尿蛋白加重，但极少超过2克/天。红细胞少见，一般每高倍视野少于5个，此种形式多见于微小病变和轻度系膜增殖性肾炎。(2) 以持续或间断镜下血尿为主，无其他异常。相差显微镜检查尿红细胞以异常为主，也称为单纯性血尿。此种形式多见于轻度系膜增殖性肾炎或IgA肾病。(3) 兼有蛋白尿及镜下血尿。病人常在持续性蛋白尿及镜下血尿的基础上因感染或过度劳累后蛋白尿及镜下血尿加重，此种形式多见于系膜增殖性肾炎，少数见于局灶性节段性肾小球硬化或膜增殖性肾炎。

11.3 如何诊断隐匿性肾炎？

对本病的诊断比较困难，应通过长期观察，细致检查，如发现有持续性尿改变或反复发作性血尿并除外其他疾病，才能作出临床诊断。诊断要点如下：(1) 间断或持续性镜下血尿；(2) 有或无轻度蛋白尿，尿蛋白定量<1.5克/天；(3) 症状和体征不明显，肾功能正常；(4) 病程长，但大多数病人预后良好。除以上检查外，若有条件，可早期做肾活检。肾活

检不仅是明确诊断的重要方法，而且还可判明病理类型和预后。

11.4　隐匿性肾炎应与哪些疾病或情况相鉴别？

本病应与下述几种情况或疾病相鉴别：

(1) 功能性蛋白尿：因发热、受冻、高温、剧烈体力活动后等引起的轻度蛋白尿，称为功能性蛋白尿。这种蛋白仅为微量，而且以上诸因素解除后，蛋白尿即完全消失。

(2) 体位性蛋白尿：即直立时间较久而出现的蛋白尿，故又称直立性蛋白尿。多见于儿童及少年，偶见于健康成人。其原因是直立时脊椎前凸，使下腔静脉受到肝脏后缘和脊柱的压迫，导致肾瘀血，或是左肾静脉横跨脊柱时受前凸的脊柱压迫所致。平卧数小时再排尿则尿蛋白消失。

(3) 全身性疾病引起的尿改变：如系统性红斑狼疮、过敏性紫癜、亚急性细菌性心内膜炎等均有类似于隐匿性肾炎的临床表现。

功能性蛋白尿和体位性蛋白尿的诊断必须慎重，并应长期随访，随访6～10年30%～50%有肾小球病理改变。

11.5　隐匿性肾炎如何治疗？

隐匿性肾炎目前尚无确切、有效的治疗方法，平时应积极控制和预防诱发因素，特别是上呼吸道感染或病毒感染，应去除感染灶以减少肾炎恶化的诱因。避免过度劳累，以尽量减少病情的复发。尽量避免使用对肾脏有损害的各种药物，对于那些经过长期随访、尿液检查有少量蛋白尿、镜下血尿、肾功能正常的病人，试用激素加免疫抑制剂治疗，可取得一定效果。其他药物如潘生丁以及中医中药，亦可根据病情选择应用。一些仅表现为显微镜下血尿的病例，无需药物治疗，可继续观察，有不少人可自愈。

11.6 隐匿性肾炎的预后如何?

本病的变化虽与病因、病理改变、机体反应、医疗监护等条件有密切关系，但总的来说，不论是持续性蛋白尿还是反复性血尿病人，病情都可在数年，甚至 20～30 年内处于稳定状态且保持较好的肾功能。从病理角度看，它属于肾小球系膜细胞轻、中度弥漫性或局灶性增生病变。但亦有少数病例在较长病程中，或者在某一次诱发因素(如感染、过度劳累、寒冷刺激等)影响下，甚至无明显诱因地病情突然加重、迁延不愈而进入肾功能不全期，其他肾炎症状(如高血压、水肿、大量蛋白尿等)亦显示出来，其病理变化多为肾小球基膜、系膜增生或局灶性肾小球硬化，因此，对此种病理类型的病人应加强随访观察，以便随时了解病情，积极治疗。

第十二章　IgA 肾病

12.1　什么叫 IgA 肾病？

IgA 肾病最早是 1968 年由法国学者 Berger 和 HingLais 首先描述，故又称为 Berger 病。IgA 肾病为免疫病理学诊断名称，临床上是以血尿为主要表现的肾小球肾炎，其特征为免疫荧光下肾小球系膜区存在以 IgA 为主的免疫复合物沉积，而临床无系统性疾病，故又有血管系膜 IgA 肾小球肾炎之称。现在大多数学者主张命名为 IgA 肾病。该病约占原发性肾小球肾炎的 1/4，可涉及各年龄组，主要累及儿童和青年，男女比例约为 2∶1，在法国、意大利、日本、新加坡及澳大利亚等国家发病率高达 25% ~52%，在我国该病发病率占各种肾脏疾病的 25% ~35%。长期观察提示，约 20% 的 IgA 肾病病人经 20 年临床病变后进展至终末期肾功能衰竭。

12.2　IgA 肾病有哪些临床表现？

（1）发作性肉眼血尿：它通常发生于上呼吸道感染（扁桃体炎等）、

急性胃肠炎、骨髓炎、腹膜炎、带状疱疹等感染后，偶于疫苗注射后或剧烈运动时出现。最常见的是与上呼吸道感染间隔很短时间（24～72 小时，偶可短到数小时）后即出现肉眼血尿，故有人称之为咽炎同步血尿。肉眼血尿持续数小时到数天，通常少于 3 天，个别可达 1 周。肉眼血尿有反复发作的特点。这类病人占总数的 40%～50%，儿童略高。个别可有严重的腰痛和腹疼，可能与肠道 IgA 血管炎有关。

（2）镜下血尿伴或不伴无症状性蛋白尿：占总数的 30%～40%，其中 20%～25% 的病例在病程中可发生 1 次或数次肉眼血尿。大多在对学生的过筛检查和参军、婚前等常规健康检查时发现，然后做肾活检确诊，为儿童和青年人 IgA 肾病的主要临床表现。

（3）蛋白尿：IgA 肾病病人多数表现为轻度蛋白尿，24 小时尿蛋白定量 <1g。少数病人（10%～24%）出现大量蛋白尿甚至肾病综合征，以儿童和青年病例为多，常属弥漫性增生型伴或不伴肾小球硬化。此外，有时系膜 IgA 沉积为主的现象也出现在以足突融合为特征的微小病变肾病中。

（4）急进性肾炎综合征：不常见。病人多有持续性肉眼血尿，大量蛋白尿。不到 10% 的病人呈急性肾衰竭表现，通常能自行缓解。其中 20%～25% 则可能需要透析，多因患有新月体肾炎。在病程活动期有氮质潴留者并不少见，约占 25%。起病时即有高血压者约占 10%，然在 30 岁以后起病者中显著增多；随病程的延长，伴高血压者超过 40%。

12.3 IgA 肾病的发病机制是什么？

本病发病机制尚未阐明。由于本病病人皮肤和肝脏中都能检测到 IgA 沉积，提示为系统性疾病。由于在肾小球系膜区和毛细血管均可见颗粒状 IgA 和 C_3 沉积，提示其免疫复合物性发病机制。现时的研究围绕着抗原通过黏膜的能力、黏膜屏障是否存在缺陷、IgA 结构是否有缺陷和免疫调节功能是否有缺陷等方面展开。早年的研究曾提示，本病所沉积的 IgA 可能是黏膜源性的。然而近年的研究证实，本病所沉积的是 IgA_1，主要是系统源性的，主要由骨髓和淋巴系统所产生；黏膜源性的 IgA_2 则主要见于肝源性肾小球硬化症中的 IgA 沉积。在本病病人血液循环中也可见到总 IgA_1 和含 IgA_1 的免疫复合物增高，骨髓中产生 IgA_1 的浆细胞增多并形成多聚体为主。在本病的肾组织中可发现存在 J 链，故提示沉积的 IgA 是多聚体；而分泌块则十分罕见。尽管如此，现有资料尚不能最终确定本病 IgA 沉积物的来源。

众多的抗原，包括多种病毒和多种食物的抗原可在本病病人的系膜区中被检出，并常常伴有 IgA 沉积。这些抗原的抗体也属 IgA_1。由于这些抗体也可存在于正常人的循环中，上述抗原并无专一性或特征性。

有证据提示，本病存在免疫调节异常。在本病所含 IgA_1 循环免疫复合物中，发现有多聚的 IgA_1 类风湿因子、抗 α 重链 Fab 片断的 IgG 抗体增多而 IgM 抗体减少。有趣的是，HIV 感染者也存在类似的抗免疫球蛋白模式，却不发生肾脏 IgA 沉积。这证明单单这些循环的自身抗体存在，并不是系膜 IgA 沉积的原因。此外，目前还发现了两种抗内皮细胞的自身抗体（属 IgG）。本病肾组织中常有 C_3 沉积，提示激活了补体旁路途径。然而 IgA 本身无激活补体的能力，IgA 免疫复合物虽可激活补体旁路途径，但它结合补体和 C_{3b} 的能力很弱。通常认为在肾脏发生补体激活和形成膜攻击复合物，需有 IgG-IgA 复合物，但是本病肾组织中有 IgA 和 C_3 沉积而没有 IgG 或 IgM 沉积却很常见。因此，本病补体激活的机制尚不清楚。细胞免疫也参与了发病。已发现本病可有 T 辅助细胞（CD_4^+）增加和 T 抑制细胞（CD_8^+）减少；具有转换 IgM 合成为 IgA 合成的 Ta4 细胞增加，与之有关的 Sa1 等位基因的频度也增加；引起 IgA 同型转换的 TGFβ、促进产生 IgA 的 B 淋巴细胞分化的 IL-5 和介导 IgA 产生的 IL-4 形成均有增加。虽然 T 细胞和 B 细胞均参与了增加 IgA 合成的过程，但 IgA 合成增多并不是系膜区 IgA 沉积的原因，因为在 IgA 多发性骨髓瘤病人中罕见组织 IgA 沉积。因此，结构 - 免疫学/理化异常才可能是系膜 IgA 沉积的原因。

本病病人血清和系膜中可检出抗牛血清白蛋白多克隆基因型抗体，其滴度与血尿相关。最近，有人从病人肾皮质和肾小球中获得的 IgA 中得到了 5 种单克隆抗基因抗体，它们与病人血清或浆细胞反应差，而与其肾脏组织有很高的反应率，提示肾脏的沉积与这些多克隆 IgA 抗体的异常性质有关。此外，在本病病人中发现有 $\beta_{1,3}$-半乳糖转移酶缺陷，改变了 IgA_1 或含 IgA_1 的复合物清除率，导致 IgA_1 在系膜区沉积。

综上所述，抗原的沉积，伴或不伴细胞介导的免疫应答，IgA 复合物形成速度和具有 IgA Fc 受体的系膜细胞或中性粒细胞的清除效率参与了整个发病机制，而细胞因子和生长因子则主要参与了系膜增生和硬化的机制。

12.4 IgA 肾病需做哪些辅助检查？

镜下血尿者，尿红细胞以畸形者为主。约 50% 的病人血清 IgA 增高，但与病情活动无关。血清 IgA 中 λ 轻链浓度增高。尿免疫球蛋白测定无特殊意义。血补体成分大多正常。某些补体成分或因子可能减少，主要见于有家族高发倾向的病人，但不具有诊断价值。约半数病人 IgA-纤维连接蛋白聚集物测定值可有一过性增高，虽然有助于与其他肾病鉴别，但其与本病活动无关，故并无诊断价值。10% ~15% 的病人可有 IgA 循环免疫复合物增高,32%的病人有 IgA 类风湿因子水平增高。多项免疫学指标,包括病毒和食物抗原、抗体、T 细胞亚群、HLA 位点抗原等测定结果可有改变,但均无诊断价值。50%的病人前臂掌侧皮肤活检中可见毛细血管内有 IgA 和 C_3 等沉积。

12.5　如何诊断 IgA 肾病?

(1) 首先根据临床表现,青年男性或有镜下血尿和(或)无症状性蛋白尿病人,发生咽炎同步血尿,从临床上应考虑 IgA 肾病的可能。

(2) 做一些相关的特殊检查,如肾穿刺活检。病理检查分三部分:① 光镜:IgA 病变主要累及肾小球,特征为系膜细胞增生、系膜基质增加、肾间质纤维化、炎性细胞浸润、肾小管萎缩、肾小动脉纤维性内膜炎、透明变性;② 免疫荧光:示肾小球系膜区 IgA 弥漫沉积,多数伴 C_3 沉积,部分有 IgA、IgM 沉积;③ 电镜:示轻重不等的系膜细胞增生和系膜基质增生,电子致密物沉积于系膜区和系膜旁区,有时呈大结节团块状。尿常规检查示血尿和(或)蛋白尿,部分可见红细胞管型。约 1/3 的病人血清中免疫球蛋白、IgA 水平增高。如血清中 IgA 升高 >400 毫克%,临床上有诊断意义。

(3) 临床上排除紫癜性肾炎、狼疮性肾炎、干燥综合征及肝硬化等继发性 IgA 肾炎。往往这些病人临床上都伴有相应的病史及临床症状和体征。

12.6　IgA 肾病需与哪些疾病相鉴别?

(1) 链球菌感染后急性肾小球肾炎:与 IgA 肾病同样易发生于青年

男性，于上呼吸道感染(或急性扁桃体炎)后出现血尿，可有蛋白尿、水肿和高血压，甚至肾功能损害。两者不同之处在于：IgA 肾病病人于上呼吸道感染后间隔很短时间(1～3 天)即出现血尿，部分病人血清 IgA 水平增高。而急性肾炎多在链球菌感染后 2 周左右出现急性肾炎综合征的临床症状，血清 C_3 下降、IgA 水平正常可助鉴别。

(2) 非 IgA 系膜增生性肾炎：非 IgA 系膜增生性肾炎在我国发病率高。约 1/3 的病人表现为单纯血尿。在临床上很难与 IgA 肾病鉴别。须靠肾活检免疫病理检查来鉴别。

(3) 薄基底膜肾病：薄基底膜肾病的主要临床表现为反复血尿，约 1/2 的病例有家族史。临床表现为良性过程。尿 Pf4 水平可助与 IgA 肾病鉴别。须靠肾活检电镜检查与 IgA 肾病鉴别。

(4) 过敏性紫癜肾炎：病人可以表现为镜下血尿甚至肉眼血尿。肾活检可有与原发性 IgA 肾病同样广泛的系膜区 IgA 沉积。但紫癜肾病人常有典型的皮肤紫癜、腹痛、关节痛表现。

12.7　一旦临床出现洗肉水样尿液，是否可诊断为 IgA 肾病?

血尿是肾脏病常见的重要症状，也是有严重病变的警报。一般认为，离心尿沉淀镜检每高倍视野≥3 个红细胞时即可称为镜下血尿，每升尿液中血液含量大于 1 毫升时则称为肉眼血尿。绝大部分血尿来自泌尿道，常见病因为炎症、结石、肿瘤、畸形、外伤、血管病变等；也可由全身疾患引起，例如血液病、传染病、免疫系统疾病、内分泌和心血管疾病等；亦可由剧烈运动、体位性引起。一旦临床出现血尿，应及时到医院诊治查明原因，给予正确的治疗。

12.8 IgA 肾病的治疗措施有哪些?

由于其发病机制到迄今尚未明了,故仍无有效的治疗方法。

对本病伴有进行性肾功能减退者,使用肾上腺皮质激素伴或不伴免疫抑制剂的结果并不一致。最近的资料提示,对蛋白尿超过 1 克/天者,施以隔日用药的肾上腺皮质激素对蛋白尿的改善有益。临床上表现为急进性肾功能衰竭的 IgA 肾病病人,治疗原则同急进性肾炎,可以用甲基强的松龙冲击疗法,环磷酰胺和强化血浆置换进行治疗。对有 IgA 沉积的微小病变肾病则有可能缓解蛋白尿。降低 IgA 浓度、减少蛋白尿可酌情使用雷公藤多苷,使用过程中应注意相关副作用。合并使用环磷酰胺、潘生丁和华法令可减轻蛋白尿而对肾小球滤过率无影响。有研究显示,潘生丁和华法令持续服用可改善肾小球硬化的发展和延缓终末期肾功能衰竭的发生;合并使用环孢素 A 也可减少蛋白尿,当然也降低肌酐清除率。苯妥英钠、抗血小板药物、色苷酸二钠、二苯基海因等药物的疗效不肯定。虽有报道尿激酶可有保护肾小球滤过率的作用,但远不能定论。反复发作扁桃体炎者,扁桃体切除可能是有益的;抗生素预防和治疗感染对一些以急性肾炎综合征和急性肾衰竭为主要表现者可能有帮助。一个较小系列观察发现,使用鱼油制剂具有减少蛋白尿和增加肾小球滤过率的作用。严重 IgA 肾病(肾小球滤过率每月下降 2 ~ 4 毫升/分钟)使用大剂量免疫球蛋白静脉滴入期间,可停止肾小球滤过率下降,改善血尿和蛋白尿,但停药后常复发。对有高血压和重度蛋白尿的病例,应积极控制血压,选用血管紧张素转换酶抑制剂(洛汀新、蒙诺)或血管紧张素Ⅱ受体拮抗剂(科素亚、代文)等药物,以降低肾小球毛细血管内压、改善基底膜通透性、减慢肾小球滤过率下降速率、减少蛋白尿及血尿;亦可使用钙离子阻滞剂(络活喜、拜新同、波依定)等,使血压降至比较理想的水平(130/80毫米汞柱以下);有高血压合并糖尿病或蛋白尿大于1.0克/天以上者,血压应控制在125/75毫米汞柱为宜。对血压正常者转换抑制剂能否有效尚不清楚。

终末期IgA肾病者接受肾移植后,移植肾很快发生系膜区IgA沉积;若供肾者有亚临床IgA肾病,植入非IgA肾病尿毒症者体内后,供肾系膜区IgA沉积物常迅速消失。移植肾伴复发性IgA肾病并不必然发生进行性肾衰竭,然而肾移植后所施免疫抑制治疗,包括环孢素A也并不能阻止其发展。对尸体肾移植而言,1年和3年移植肾存活率可达87%和77%,然而个别有抗HLA抗原的IgA抗体的IgA肾移植者,2年移植肾存活率可达100%。有理由认为,这些抗HLA抗原的抗体对增加移植肾存活率起了有益的作用。

12.9 IgA肾病的预后怎样?

早期认为,本病大多数预后良好,不会发展为慢性肾衰竭。在国内,成人约占原发性肾小球病例的1/4。本病可有自发缓解,占4%~20%。每年有1%~2%的病例进入终末期肾衰竭。寿命表统计分析显示,10年肾存活率为80%~90%,估计最终发展成尿毒症者约35%,其余为持续的血尿或蛋白尿。20年存活率为70%~75%,少数男性病人呈恶性病程,数月至2~3年内进入终末期肾功能衰竭。病变的严重性及活动性与预后密切相关。

与预后有关的因素:(1)男性病人起病年龄较大者预后差。(2)持续性镜下血尿伴有蛋白尿者预后差。(3)中、重度蛋白尿常提示最终发展到肾功能不全,预后较差。但IgA肾病表现为肾病综合征的病人,若肾组织病理变化轻微，对糖皮质激素治疗反应好，预后好。（4）IgA 肾病病人有高血压，特别是难以控制的严重高血压，预后差。（5）妊娠对 IgA 肾病病人的影响：无高血压及肾功能减退的 IgA 肾病病人，妊娠一般是安全的。（6）肾穿刺时肾功能即有受损。（7）出现肾小球受累面积超过30%，肾小球弥漫增生伴大量新月体形成、肾小管萎缩、广泛间质纤维化，肾小管硬化、毛细血管硬化、毛细血管壁 IgA、C_3 沉积、肾小球 IgA 沉积等病理表现者预后差。

第十三章　急性间质性肾炎

13.1　什么是急性间质性肾炎?

间质性肾炎是指肾脏间质有炎症细胞浸润、水肿或纤维化,因常伴有不同程度的肾小管损伤,故又有肾小管-间质性肾炎之称。急性间质性肾炎原指各种感染引起的肾脏的形态学改变,现指各种原因引起的一种临床病理综合征,特征是肾功能急剧恶化,在肾小球滤过率(GFR)下降的同时常有肾小管功能不全。

13.2　急性间质性肾炎的病因有哪些?

(1)感染甲组链球菌、金黄色葡萄球菌、白喉杆菌、布氏杆菌、钩端螺旋体菌、军团菌、弓形体、EB 病毒、肺炎支原体、大肠杆菌、流行性出血热病毒、麻疹病毒等,都可引起急性间质性肾炎。

(2)药物过敏反应引起的急性间质性肾炎是目前临床上最常见的类型。与急性间质性肾炎强相关的药物有:新青Ⅰ、青霉素类、先锋霉素Ⅰ、非类固醇抗炎药和甲氰咪胍。可能相关的有:羧苄青霉素、头孢菌素类、新青Ⅱ、磺胺类、利福平、噻嗪类、速尿、白细胞介素、苯茚二酮。弱相关的有:苯妥英钠、四环素、丙磺舒、巯甲丙脯酸、别嘌呤醇、红霉素、氯霉素和安妥明。其中由抗生素引起的急性间质性肾炎占大多数。

(3) 其他原因有继发于肾小球肾炎、SLE、肾移植以及代谢性原因、特发性急性间质性肾炎等。

13.3 急性间质性肾炎的发病机制是什么?

(1) 感染:感染引起间质性肾炎的机制尚不完全清楚,其中有些病原体可直接侵入肾脏,参与间质反应的细胞由产生抗侵入病原体抗体的细胞和与吞噬有关的细胞组成。侵入肾脏的细菌释放内毒素或外毒素,直接损伤组织。

(2) 药物:药物性急性间质性肾炎一般是由过敏反应引起的,与直接毒性作用关系不大。因急性间质性肾炎仅在用药的少数病人中发生,与用药剂量无关。肾脏损伤常伴有过敏的全身表现(发热、皮疹、嗜酸细胞增多、关节痛),再次接触同一药物或同类药物时仍可再发生反应,循环中有某些致病药物的抗体,同时有一些体液或细胞免疫介导反应的证据。

(3) 继发于肾小球肾炎:人们早已注意到肾小球肾炎可伴有间质炎症反应,但只是在近些年才重视其机制的研究。

(4) 继发于SLE:在各种免疫复合物型疾病中,SLE最常见于肾小管基膜(TBMs)和肾小管周围毛细血管壁有免疫复合物沉积(50%)。60%的病人有由单核细胞引起的局灶性或弥漫性间质浸润,伴或不伴中性细胞和浆细胞,肾小管有不同程度的损伤。弥漫增殖性较膜性或局灶增殖性狼疮肾炎更常见肾小球外免疫沉积物,肾小管间质性肾炎也较为常见。

(5) 继发于肾移植:在移植肾,肾小球外免疫球蛋白的沉积只是促发间质反应诸因素之一。沿 TBMs 线状和颗粒状沉积物均有报告，多数都能洗脱出抗 TBM 抗体。

(6) 代谢性原因：严重的代谢失调，如高血钙、高尿酸血症和低血钾等可导致急性间质性肾炎。

13.4 急性间质性肾炎的症状是什么？

(1) 急性感染的症状

感染引起的急性间质性肾炎主要见于严重感染和有脓毒血症的病人，症状有发热、恶寒、腰痛、虚弱等，血中多形核白细胞增高。急性肾盂肾炎为其典型的表现。

(2) 药物过敏的症状与体征

过敏症状可先于肾衰竭 1 周前发生，也可同时发生。大多数病人(60% ~ 100%)有发热，30% ~ 40% 的病人有红斑或斑丘疹样皮损、瘙痒，但关节痛无特异性，较其他症状少见。偶有腰痛，可能与肾被膜紧张有关。1/3 的病人肉眼可见血尿。

(3) 继发性急性间质性肾炎的表现

继发性急性间质性肾炎的表现无特异性，以原发病表现为主。原发病伴有间质病变时肾功能损害多加重。但 SLE 和肾移植病人在肾小球病变不明显时，突出的间质病变即可导致急性肾衰竭。这在 SLE 病人常发生在有肾外和血清学各种表现的病人，尽管肾功能恶化，尿液分析却无多少异常。急性尿酸性肾病表现有少尿、结晶尿和血尿。

(4) 特发性急性间质性肾炎的表现

除急性肾衰竭外，其他临床表现无特异性，无发热和皮疹。多数预后较好，有的自然缓解。对糖皮质激素疗法有的有效，有的无效。伴眼葡萄膜炎的特发性急性间质性肾炎的表现有厌食、虚弱、夜间发热及体重减轻，可在数月后出现眼部症状。

13.5 急性间质性肾炎如何治疗?

(1) 中医疗法

① 热毒内陷

治法：清热解毒，通瘀泻浊。方药：卫营同病者用银翘汤合清营汤；气营同病者用加减清瘟败毒饮，或犀连承气汤。药用银花、连翘、竹叶、甘草、生地、麦冬、玄参、生大黄、丹皮、桃仁、赤芍、益母草、白茅根、牛膝、通草。

② 湿热弥漫

治法：清热化湿。方药：用三仁汤加减。药用杏仁、白蔻仁、苡薏仁、竹叶、半夏、厚朴、滑石、通草、牛膝、茯苓、黄芩、黄连、黄柏；下焦湿热偏重者，用八正散。

③ 毒物伤肾

治法：凉血祛风，或温阳利水。方药：热郁肌肤者用当归饮子，药用当归、赤芍、川芎、生地、生首乌、白藓皮、白蒺藜、苦参、赤小豆、土茯苓、益母草、白茅根，或麻黄连翘赤小豆汤；尿血明显者，用小蓟饮子；脾肾阳虚、水湿不化者，用真武汤加减。

④ 肾络痹阻

治法：化瘀利水。方药：偏热者，用血府逐瘀汤合三妙散，药用赤芍、当归、川芎、桃仁、红花、牛膝、枳实、苍术、黄柏、水蛭、莪术、椒目、防己、通草、车前子、生地、柴胡;偏寒者,用桂枝茯苓丸合防己黄芪汤;湿热中阻者,用黄连温胆汤加生大黄。

(2) 西医疗法

① 抗感染:合理选用抗生素。

② 对药物过敏引起的急性间质性肾炎,首先停用致病药物,大多数病例停药后肾功能会改善,但有的病例肾功能恢复不完全,功能恢复的程度和速度与肾脏病变的严重程度有关。无氮质血症的病例尿沉渣在几天内可转为正常,肾功能不全的病例则可能需要 2 ~ 4 个月的恢复时间。皮质激素的作用不肯定。

③ 继发性急性间质性肾炎的治疗同原发病的治疗。

④ 特发性急性间质性肾炎的治疗主要是用糖皮质激素,有的无效,部分病例能自然缓解。

⑤ 急性肾衰竭的治疗可用支持疗法,有条件时可采用透析疗法。

第十四章　慢性间质性肾炎

14.1　什么是慢性间质性肾炎？

慢性间质性肾炎是以肾小管-间质慢性炎症为特征的一组疾病或临床综合征。

14.2　慢性间质性肾炎的病因有哪些？

（1）梗阻性肾病：肾乳头部位以下尿路梗阻是半数以上间质性肾炎的原发性病因。

（2）镇痛剂引起的肾脏损害。

（3）慢性(非梗阻性)肾盂肾炎：在无梗阻或其他肾脏病原发病因时，肾脏细菌感染引起的慢性进行性肾盂肾炎是慢性间质性肾炎较少见的原因。

（4）免疫性间质性肾病：间质及其有关结构的免疫性损伤可以是一些慢性肾脏病的重要促发因素。

（5）巴尔干肾病：本病是一慢性进行性间质性疾病，发病隐袭，病因不明，病例局限于多瑙河流域。

(6) 特发性间质性肾炎：约 10% 的间质性肾炎病人查不到致病原因。

14.3 慢性间质性肾炎的发病机制是哪些？

各种原因引起肾小管间质损伤的机制大致可分为以下几个方面，即微血管损伤、肾小管细胞损伤、炎症细胞相互作用、纤维母细胞表型的变化，肾小管细胞-纤维母细胞相互作用，使肾小管萎缩、间质纤维化、间质浸润等。慢性肾小管损伤释放生长因子和细胞因子，致使细胞成分合成与降解失调，出现肾小管萎缩。生长因子和细胞因子使间质成纤维细胞增殖，细胞外基质沉积增加，形成间质纤维化。释放的生长因子和细胞因子具有化学吸引作用，使细胞浸润及浸润细胞增殖。肾小管萎缩、间质纤维化、间质浸润及管周毛细血管病变都可导致球后毛细血管腔闭塞，结果是继发性肾小球毛细血管压力升高，肾功能进行性丧失。

14.4 慢性间质性肾炎有哪些临床表现？

早期症状不明显，后期见肾衰竭的表现，如厌食、恶心、呕吐、疲乏、体重减轻及贫血、高血压等。

尽管各种原因所致的慢性间质性肾病都有一种或多种特异性的临床表现，如梗阻性尿路病可见肾盂积水，尿酸性肾病有痛风的表现，某些代谢性疾病可见尿路结石等，但间质性肾病本身的临床和实验室所见却极为相似。除非有另外的诱发因素如尿路梗阻，急性感染一般不常见。如果在发展至终末期肾脏病之前的任何时期去除或治疗可根治或可逆性因素，病情可趋于稳定、中止，或延缓其进展。在出现肾功能衰竭前，病人的症状及体征较少，而实验检查可发现一些异常。晚期可见肾衰竭的表现，如厌食、恶心、呕吐、疲乏、体重减轻及贫血等。

慢性间质性肾炎晚期常有高血压，但不如慢性肾小球肾炎常见，前者发生率约50%，后者大于80%。在原发性间质性肾病，高血压的严重程度低于肾小球肾炎。慢性间质性肾炎病人有时由于肾脏的保钠功能障碍，引起缺钠和低血容量，可导致急性低血压发作。

14.5 慢性间质性肾炎如何治疗？

(1) 中医疗法

① 脾肾亏虚

治法：健脾补肾。方药：脾肾气虚者，用五子衍宗丸加参芪；脾肾阳虚者，用无比山药丸或肾气丸加减；脾肾气阴两虚者，用参芪地黄汤加味（党参、生黄芪、麦冬、五味子、生地、山药、山萸肉、丹皮、茯苓、泽泻、杜仲、牛膝、菟丝子）。

② 肝肾阴虚

治法：滋补肝肾。方药：用杞菊地黄汤加味（枸杞子、菊花、生地、山药、山萸肉、丹皮、茯苓、泽泻、杜仲、牛膝、桑寄生、当归、赤芍）或大补元煎加减。

③ 气血两虚

治法：益气养血。方药：用八珍汤或十全大补丸。药用党参、白术、茯苓、甘草、生地、当归、白芍、川芎、山萸肉、龙眼肉、陈皮、半夏、广木香、砂仁。

④ 湿浊内阻

治法：偏湿热者用黄连温胆汤加味（陈皮、半夏、茯苓、甘草、黄连、枳实、竹茹、白蔻仁、生大黄、生姜）、三仁汤；偏寒湿者用胃苓汤、湿脾汤。

（2）西医疗法

① 对症治疗

慢性间质性肾病的自然病程各不相同，如能在早期治疗原发病因，常可延缓疾病的进展，有时肾功能也可获得某种程度的改善，最突出的例子是尿路梗阻的解除。如不能除去病因或疾病进展至晚期，在肾功能不全水平相当时，本病进展至终末期的速度要比慢性肾小球肾炎慢。通过适当地治疗低血容量、酸中毒、高血钾或高血压，常可使急剧恶化的肾功能逆转。终末期肾衰竭可用透析和肾移植疗法。

② 病因治疗

Ⅰ尿路感染：对于细菌感染引起的慢性间质性肾炎，应用抗生素抗感染。用药时注意细菌敏感性的变化、药物用量和疗程，并根据肾功能状态调整药物用量，尽量选择对肾脏毒性小的药物。Ⅱ镇痛剂性肾病：早期诊断至为重要，作出诊断后即应停止服用有关药物。减少非那西汀投放量，有助于预防本病的发生。Ⅲ梗阻性肾病：解除梗阻病因，同时控制感染，保存肾功能。Ⅳ中毒性肾病：药物引起的中毒性肾病，应停用该药。重金属引起的中毒性肾病，应减少接触并用解毒药。Ⅴ其他原发病：其治疗可参阅有关疾病的治疗。

第十五章　狼疮性肾炎

15.1　什么是系统性红斑狼疮?

系统性红斑狼疮(SLE)是一种累及多系统、多器官、具有多种自身抗体的自体免疫性疾病。发病机制主要是由于免疫复合物形成,确切病因尚不明确。本病以青年女性多见,男女之比为1∶9,发病年龄大多为15~35岁,亦见于儿童及老人。我国患病率高于西方国家,约为70/10万人口,且在美国、新加坡等地华裔人群中,患病率亦高,可能与机体遗传因素有关。国内不同地区、不同民族患病率亦有不同。

15.2　什么是狼疮性肾炎?

系统性红斑狼疮可导致一系列器官受累,其中若累及肾脏且出现肾炎时,称为狼疮性肾炎。

15.3　女性为何易患狼疮性肾炎?

狼疮性肾炎是狼疮类中最常见的疾病,许多患有系统性红斑狼疮者都有不同程度的肾脏损害。红斑狼疮病是具有多种自身抗体的自身免疫性疾病。何谓自身免疫性疾病？它是在某些情况（如环境污染、压力、外伤、感染媒介、基因因素等）下，人体内 T、B 淋巴细胞发生异常，或者人体自身的某种成分发生异常，导致人体自身免疫系统攻击自身组织，引起组织损伤而产生的疾病。这种病在女性中多见，可能与女性雌激素异常有一定的关系。

15.4　系统性红斑狼疮为什么会发生肾损害？

系统性红斑狼疮的病因仍未明确。目前多数学者认为，一些外来抗原和内源性抗原作用于免疫功能异常的病人，使 B 淋巴细胞高度活跃增殖，产生大量自身抗体，并与相应抗原结合形成免疫复合物沉积于肾小球，从而损害肾脏，发生狼疮性肾炎。作为内源性抗原的 DNA 与肾小球基底膜结合，并与循环中抗 DNA 抗体原位形成免疫复合物，亦可损害肾脏。一些补体成分的缺陷以及红细胞和吞噬细胞上某些受体密度减低，对免疫复合物的清除能力下降，可加重免疫复合物在组织中的沉积，从而加重组织的损害。

15.5　系统性红斑狼疮肾损害的发病情况怎样？

1904 年 Osier 及 1935 年 Baehr 均指出红斑狼疮病人有一系列器官受累现象，其中包括肾炎。在过去 20 年中，人们对狼疮性肾炎的认识有着迅速的发展。若根据临床表现，肾脏受累在红斑狼疮中占 1/4 ~ 2/3。肾脏受累表现与肾外器官受累可不平行，有些病人肾外表现如发热、皮疹等明显而肾脏受累轻；有些病人有明显的肾病综合征或肾功能损害却无明显的多系统受累。根据一般病理检查，肾脏受累者约占 90%，若加上电子显微镜及免疫荧光检查，则几乎所有系统性红斑狼疮均有程度不等的肾脏病变。

15.6 狼疮性肾炎有哪些肾外表现？

系统性红斑狼疮是临床常见病，可发生于任何年龄和性别，常见于青年女性，最常见者为 20～30 岁。其肾外表现如下：

（1）一般症状：大部分病人表现为全身乏力、体重下降，90% 的病人有发热，热型不定，约 40% 可超过 39℃。

（2）皮肤黏膜：50% 的病人可出现面部蝶形红斑，病变局限于两面颊和鼻梁处，呈轻度的水肿性红斑，可有毛细血管扩张和鳞屑，重度渗出性炎症时可有水泡和痂皮，红斑消退后一般不留疤痕和色素沉着。脱发见于 50% 的病人，是红斑狼疮活动的敏感指标之一。网状青斑常见，是血管炎的典型特征。多有神经系统症状。此外，还可见荨麻疹、盘状红斑、甲周红斑、紫癜、裂片状出血、口腔及鼻黏膜溃疡等。

（3）关节肌肉：90% 的病人有关节疼痛，常见于四肢小关节，约 10% 的病人可有轻度关节畸形，但一般无骨侵蚀征象。长期、大量、不规则使用激素，可导致一些病人发生无菌性股骨头坏死。1/3 的病人有肌痛，有的甚至出现明显的肌无力症状或肌肉萎缩。

（4）心血管：活动性红斑狼疮病人发生心包炎者可占 2/3，一般为短暂、轻度的临床表现。10% 的病人可有心肌炎的表现。二尖瓣和主动脉瓣亦可累及，一般于心尖区和心底部闻及收缩期杂音，后者也可能与贫血、心动过速或发热有关，舒张期杂音罕见。此外，还可出现雷诺氏现象（约占 25%）、肺动脉高压和复发性血栓性静脉炎，后者可以是红斑狼疮的首发症状。

(5) 肺和胸膜：40% ~46% 的病人可发生胸膜炎，它是红斑狼疮即将累及肾脏的可靠指标。急性狼疮性肺炎并不多见，表现为呼吸困难，可无胸痛和咳嗽，严重者可发生大量咯血，一些病人表现为反复发作的肺不张，少数可发展为弥漫性肺间质纤维化。

(6) 血液系统：50% ~75% 的病人呈正色素正细胞性贫血；60% 的病人白细胞 $<4.5 \times 10^9/L$，特别是淋巴细胞下降更为明显；血小板一般为轻度降低，少数可严重减少。

(7) 胃肠道：部分病人有恶心、呕吐，腹痛常见(约占 50%)，可能与腹膜炎及腹腔脏器有关。肝、脾肿大分别见于 30% 和 20% 的病人。

(8) 神经系统：症状和体征的发生率为 50% ~60%，临床表现复杂多样，常表现为精神异常，如抑郁、精神错乱等。亦可发生癫痫、偏头痛、偏瘫、舞蹈病、外周神经病及视网膜病变等。

(9) 其他：月经不规则，经前症状加重，特别是偏头痛。部分病人可发生无痛性淋巴结肿大、腮腺肿大、结膜炎等。

15.7 狼疮性肾炎有哪些肾损害的表现？

红斑狼疮性肾损害的症状几乎包括肾小球、肾小管间质和肾血管性疾病的一系列症状，起病可隐袭也可急骤，病程一般较长，有或无自觉症状，亦可以肾损害为唯一的临床表现。水肿是常见的临床表现之一，往往也是病人就诊的主要原因。夜尿增多是早期症状之一，常反映尿浓缩功能障碍。约 1/6 的病人在确诊时有不同程度的肾功能减退。据其临床表现，可分为以下几型：

(1) 无症状蛋白尿或(及)血尿型：此型较常见，无水肿、高血压，主要为轻度至中度蛋白尿(<2.5 克/天)或(及)血尿。

(2) 急性肾炎综合征型:较少见,临床上酷似链球菌感染后急性肾炎,急性起病,有血尿、蛋白尿、管型尿,可有浮肿、高血压,可发生急性肾衰竭。

(3) 急进性肾炎综合征型:较少见,临床上酷似急进性肾小球肾炎,起病急骤,发展迅速,出现少尿甚至无尿,有血尿、蛋白尿、管型尿,可有浮肿,常无高血压或有轻度高血压,贫血和低蛋白血症迅速发生和发展,肾功能迅速恶化,在几周和几个月内演变成尿毒症。

(4) 肾病综合征型:本型常见,约 60% 的病人肾损害表现为此型。临床表现为大量蛋白尿(>3.5 克/天)及低蛋白血症,可有严重水肿,但不一定有高胆固醇血症。如治疗不及时,多数可于 2 ~ 3 年内发展为尿毒症。本型易与原发性肾病综合征相混淆,值得注意。

(5) 慢性肾炎综合征型:表现为持续性蛋白尿、血尿、管型尿和不同程度的水肿、高血压、贫血及肾功能不全。病程漫长,迁延不愈,预后差。

(6) 肾小管综合征型:少见,表现为肾小管酸中毒,夜尿增多,水肿,高血压,尿中 β_2-微球蛋白增多,半数病人肾功能减退。

(7) 临床"寂静"型:临床症状及体征均无肾受累表现,尿常规化验阴性,但病理检查(尤以电镜及免疫荧光检查)阳性。

15.8 狼疮性肾炎的实验室检查结果如何?

尿液成分变化是狼疮性肾炎重要的实验室证据,其变化多样,包括单纯蛋白尿到重度蛋白尿伴明显肾炎样尿改变,如血尿、白细胞和红细胞管型等。

肾功能正常或下降。

血白细胞降低（$<4\times10^9$/升），贫血（血红蛋白降至60～80克/升），血小板降低（$<100\times10^9$/升），90%以上的病人血沉增快。蛋白电泳γ-球蛋白常增高。血清中可出现多种自身抗体。未经治疗者抗核抗体阳性者达96%，其特异性约70%；抗ds-DNA敏感性72%，特异性96%；抗ss-DNA阳性率虽高，但特异性差。此外，血中尚可出现一些抗非DNA的核抗原及胞浆抗原的抗体，其中抗Sm抗体的敏感性为25%，特异性达99%，抗nRNP抗体、抗Ro/ssA抗体、抗La/ssB抗体的敏感性和特异性均较差。狼疮细胞的阳性率50%～80%，特异性略高于抗核抗体。C_3、C_4、CH_{50}，尤其C_3在红斑狼疮活动期常降低，敏感性约70%，特异性较高，但应除外急性肾炎、膜增生性肾小球肾炎等。皮肤狼疮带试验对系统性红斑狼疮的诊断具有较高价值，阳性者应具备以下特征：(1) 表皮与真皮交界处或皮肤附属器官基底膜处IgG、lgM单独存在或与其他免疫球蛋白合并存在，补体可有可无；(2) 带型应为均质或颗粒状带，或由紧密相隔的纤维、线状或点状带；(3) 免疫荧光应足够亮。

15.9 系统性红斑狼疮的诊断标准怎样?

本病的诊断标准大多参照美国风湿病学会1982年提出的分类标准：

(1) 颧部红斑：遍及颧部的扁平或高出皮肤的固定性红斑，常不累及鼻唇沟部位；

(2) 盘状红斑：隆起红斑上覆有角质性鳞屑和毛囊栓塞，旧病灶可有皮肤萎缩性疤痕；

(3) 光过敏：日光照射引起皮肤过敏；

(4) 口腔溃疡：口腔或鼻咽部无痛性溃疡；

(5) 关节炎：非侵蚀性关节炎，累及2个或2个以上的周围关节，特征为关节的肿痛或渗液；

（6）浆膜炎：① 胸膜炎，胸痛、胸膜摩擦音或胸膜渗液；② 心包炎，心电图异常，心包摩擦音或心包渗液；

（7）肾脏病变：① 蛋白尿 >0.5 克/天或“+ + +”以上；② 细胞管型，可为红细胞、血红蛋白、颗粒管型或混合性管型；

（8）神经系统异常：① 抽搐：非药物或代谢紊乱如尿毒症、酮症酸中毒或电解质紊乱所致；② 精神病：非药物或代谢紊乱如尿毒症、酮症酸中毒或电解质紊乱所致；

（9）血液学异常：溶血性贫血伴网织红细胞增多；或血白细胞数 $<4\times10^9$/升，至少检查 2 次；或淋巴细胞数 $<15\times10^9$/升，至少检查 2 次；血小板数 $<100\times10^9$/升（除外药物影响）；

（10）免疫学异常：狼疮细胞阳性，或抗 dsDNA 抗体阳性，或抗 Sm 抗体阳性，或梅毒血清试验假阳性；

（11）抗核抗体：免疫荧光抗核抗体滴度异常或相当于该法的其他试验滴度异常，排除药物诱导的“狼疮综合征”。

符合以上四项或四项以上即可诊断为本病。

15.10 对狼疮性肾炎病人如何使用激素和环磷酰胺？

传统治疗狼疮性肾炎的药物是激素，但近年的临床实践表明，用细胞毒药物治疗为主，特别是用环磷酰胺作间歇冲击疗法较单纯用激素者疗效好得多。因此，治疗狼疮性肾炎主要是环磷酰胺加激素，而不是单纯用激素。

（1）激素：一般用强的松，首始治疗阶段，成人为 1 毫克/千克，每日晨顿服，直至 8 周后开始减量，每周减 5 毫克，至小剂量时（隔日晨 1 毫克/千克)改为隔日晨顿服,按具体情况持续治疗一段时间,疗效较理想后继续减量,直至维持量(隔日晨0.4毫克/升)。有人认为,狼疮性肾炎病人应终身服用激素,一般用量为强的松隔日晨服10~20毫克。值得注意的是,激素的首始剂量一定要足,剂量不足(<30毫克/天)则常无效,肾小球病损会继续进展,变为纤维化而导致不可逆性肾衰竭。病情特别严重或暴发型者,高热达40℃,出现广泛皮疹和紫癜,大量蛋白尿时,亦可用超大剂量激素冲击疗法。若无条件使用甲基强的松龙,采用地塞米松150毫克/天代替,效果亦良好。

(2)环磷酰胺:该药能抑制狼疮性肾炎的活动性,稳定其病程,减少激素用量,而且抑制特异性抗体产生的效应特别好,对消除狼疮性肾炎的非特异性炎症和T淋巴细胞介导的免疫亦有良效。研究表明,环磷酰胺冲击疗法较持续用药疗效更好且副作用更少。国外多采用环磷酰胺每次0.75~1.0克/平方米体表面积,静脉滴注,每1~3个月冲击1次,同时口服小剂量强的松。国内改进的环磷酰胺冲击疗法,请参照前述相关内容。

15.11　中医如何治疗狼疮性肾炎?

狼疮性肾炎会给病人带来严重的后果,因此要控制狼疮病情,延长病人生命,提高生活质量,及时发现肾损害并尽早治疗是非常重要的。中医认为:狼疮性肾炎外因为毒邪侵入,内因为正气不足,阴阳气血失调,导致毒邪内蕴于脏腑经络,血脉凝滞,致成瘀热。在治疗过程中重点抓住湿、热、毒、瘀、虚。当狼疮性肾炎初发或疾病暴发时,给予"强的松+免疫抑制剂"联合应用控制病情。根据病人具体情况,采用补阳还五汤加减,重用能清除体内免疫复合物的黄芪、血参等药物,使许多病人能平稳撤减激素，蛋白尿减少或消失，而且体质得到明显改善，精神振作，体力恢复，感冒减少，疲乏等症状消失，能使抗核抗体（ANA）、抗 ds-DNA 抗体转阴，补体 C_3、C_4 恢复正常。

15.12 妊娠对狼疮性肾炎有何影响？

以往认为，妊娠易导致狼疮性肾炎复发和恶化，故多主张避免妊娠。但近年大量的临床观察发现，如系统性红斑狼疮没有活动、肾功能及血压均正常，则妊娠对母亲和胎儿均无影响，妊娠并不增加狼疮性肾炎的重新活动率，对长程预后影响不大。但有以下几点值得注意：

（1）病人若肾功能降低、血压升高，则应避免妊娠。

（2）应在狼疮性肾炎缓解 1 年后怀孕，并尽力保持狼疮性肾炎在孕期不活动。有人主张，一旦明确怀孕，即应给强的松每天 10 毫克，直至产后 8 周，认为这样可减少复发或使复发时症状减轻并易于控制。一旦有疾病活动，应用标准激素疗程，并视具体情况加用环磷酰胺。

（3）要监测胎儿生长发育，出现胎儿宫内窘迫时，应考虑终止妊娠。孕母一旦出现高血压，应予积极治疗。

（4）狼疮性肾炎病人子痫发生率约为 30%，先兆子痫可能是狼疮性肾炎的表现，区别主要依赖有无肾外活动的其他临床表现及有无血清补体下降。

15.13 狼疮性肾炎的预后如何？

狼疮性肾炎是系统性红斑狼疮的主要死亡原因，其预后与下列因素有关：

（1）性别：年轻男性发生肾衰竭的危险性高；

（2）病因：病因不明者预后差，药物引起者停药后迅速好转，预后良好；

（3）病变活动程度：病变持续活动或反复活动者的预后较非活动病例差；

（4）肾脏病变类型：Ⅰ型、Ⅱ型及Ⅴ型预后良好，Ⅳ型预后最差；

（5）氮质血症缓慢进展预示慢性不可逆肾衰竭的来临，而肾功能迅速恶化表示存在活动性或潜在可逆性；

（6）持续低补体血症对狼疮肾炎发生慢性肾衰竭有一定参考价值；

（7）及时控制系统性红斑狼疮活动可明显改善狼疮性肾炎预后；

（8）肾活检标本慢性指数与慢性肾衰竭有等级相关。

（9）治疗：是否早期治疗和是否充分控制活动期均直接影响预后。

总的来说，系统性红斑狼疮的预后近年来有所改善，这与及时发现轻型病例、激素和细胞毒药物的合理治疗有关。狼疮性肾炎属局灶增生性者5年存活率大于75%～80%，但有很大的个体差异性；属膜性肾炎者，5年存活率约85%；弥漫增生性者5年存活率大于80%，10年存活率大于60%。狼疮性肾炎的死亡原因除肾衰竭外，主要为狼疮性脑病及并发感染。

15.14　未开展肾活检的单位如何根据狼疮性肾炎的临床表现推断其病理类型？

狼疮性肾炎的临床表现与病理改变之间有一定的联系。一般说来，正常肾小球和系膜增生性肾小球肾炎临床表现较轻，可无尿异常，亦可表现为隐匿性肾炎；局灶节段增生性肾炎型多表现为隐匿性肾炎或慢性肾炎，少数可表现为肾病综合征；弥漫增生性肾炎型多表现为肾病综合征（约占75%）和慢性肾炎综合征；膜性狼疮性肾炎多表现为肾病综合征，但一般无明显高血压，肾功能恶化慢。

目前多数学者认为WHO的组织学分型在狼疮性肾炎的治疗和预后判断中价值有限。但是，近年有一些学者认为肾组织活动性指数和慢性指数对治疗和预后判断有重要的指导价值。活动性指数是指由代表活动性（潜在可逆性）损害的那些项目的评分相加成的一个总数，这些项目包括毛细血管内增生、白细胞浸润、毛细血管壁破坏、核固缩、细胞性新月体、白金耳、透明血栓、纤维素性血栓和纤维素沉积、间质细胞浸润、急性肾小管坏死、血管炎，按各项病变的轻、中、重分别评为1、2、3分。慢性指数是由慢性、硬化性、萎缩性和（或）纤维化的评分相加成的一个总数，这些项目包括肾小球硬化、纤维素性新月体和黏连、间质硬化、肾小管萎缩、动脉和小动脉硬化，各项亦按轻、中、重分别评为1、2、3分。慢性指数与晚期肾脏病的程度呈正相关。活动指数轻度至中度升高提示病情有可逆性，经过适当的治疗，肾功能可好转或稳定。慢性指数中度升高而活动性指数中度升高仍是治疗的强烈指征。活动性指数重度升高是积极治疗的指征，但它反映肾小球结构有严重的活动性破坏，常可导致疤痕形成。

15.15　哪些食物会诱发或加重狼疮病情？

（1）海鲜，老百姓俗称"发物"。有些红斑狼疮病人食用海鲜后会出现过敏现象（本病病人大多为高过敏体质），诱发或加重病情。

（2）羊肉、狗肉、鹿肉、桂圆等性温热，红斑狼疮病人表现为阴虚内热现象者，食后能使病人内热症状加重。

(3) 香菜、芹菜久食引起光过敏,使病人面部红斑皮损加重,故不宜食用。

(4) 辛辣食物,如辣椒、生葱、生蒜等会加重病人内热现象,不宜食用。

(5) 绝对禁止吸烟、饮酒。

(6) 避免和积极控制感染和日晒(紫外线照射)。阳光下可用阳伞或戴宽边帽,穿长袖衣裤。

(7) 避免使用可引起狼疮活动的药物,如青霉素类、避孕药、磺胺类等药物。可引起狼疮活动的药物颇多,故病人用药宜精简和合理。有个别人对牛奶也过敏,也要注意,实际上红斑狼疮的忌口是十分复杂的,也因人而异。平时应多吃蔬菜、水果、鱼、瘦肉、赤小豆、红枣。

15.16 狼疮性肾炎病人如何进行自我保健?

(1) 饮食:狼疮性肾炎病人应摄取足够的营养,如蛋白质、维生素、矿物质,以清淡为宜。水分、盐分宜作适度限制。避免大量的烟、酒或刺激性食物。骨质疏松者可以使用维生素 D。

(2) 运动:运动可以促进血液循环,增进心肺功能,保持肌肉、骨骼的韧性,对任何人都有助益,狼疮病人自不例外。可选择散步、气功等运动,不要过度疲劳,但关节发炎时则不适宜活动。

(3) 避免日晒:狼疮病人对阳光敏感是紫外线的 β 波长所造成的,应尽量避免日照。

(4) 预防感染:病人因病情的影响或类固醇或免疫抑制剂的副作用影响,免疫能力普遍下降,非常容易受到细菌侵犯,而引起各器官的感染。常见的有呼吸道感染、泌尿道感染、胃肠道感染及伤口感染等问题。

(5) 调整情绪：病人被诊断为狼疮，在精神上是一个沉重的打击，往往情绪低落，焦虑、忧郁、气愤等情绪接踵而来。但情绪和疾病有着密不可分、相互影响的关系，病人就面临着身体与心理的挑战。保持心情的愉快有助于病情的改善，同时亲朋好友要给予关爱和支持。

第十六章　过敏性紫癜性肾炎

16.1　何为过敏性紫癜性肾炎?

过敏性紫癜是全身性的以小血管损害为主要病理基础,以皮肤紫癜、出血性胃肠炎、关节炎及肾损害为临床特点的综合征。由于过敏性紫癜病人约1/3以上出现肾损害,其预后主要取决于肾脏病变的严重程度,因此将过敏性紫癜所引起的肾损害称为过敏性紫癜性肾炎。

16.2　过敏性紫癜性肾炎的发病情况怎样?

本病常发生于10岁以下儿童,成年人(>20岁)少见。好发生于寒冷季节。约1/3的病人有细菌、病毒等先驱感染史,但未能证明与链球菌感染有肯定关系。约1/4的病人与鱼、虾类过敏或预防注射、药物有关。大多数病人呈良性、自限性过程,多数于数周内痊愈。但也有反复发作或迁延数月、数年者,约50%的病人病程反复发作。关于过敏性紫癜性肾炎在过敏性紫癜中的发病率,报道不一,有文献报道2 840例,有紫癜性肾炎者占37.6%。

16.3 过敏性紫癜性肾炎的病因及发病机制有哪些?

过敏性紫癜性肾炎是过敏性紫癜的继发性病变,而过敏性紫癜的病因尚未明确,可能与感染和变态反应有关。部分病例起病前有感染,最常见的是上呼吸道感染(非特异性或链球菌感染),其他如衣原体、水痘和寄生虫等。许多病例病前有药物(抗生素、异烟肼、水杨酸盐、巴比妥及碘化物)或食物(乳类、鱼、虾、蟹及蛤等)过敏。目前认为是一种免疫复合物病。鉴于本病中皮肤、内脏血管壁常见明显的IgA沉着、急性期血中IgA增高、循环中产生IgA的淋巴细胞增高,故IgA在本病中的作用特别受到重视。本病中IgA主要是多聚体IgA,其对于某些内源性物质(如IgG、DNA、白蛋白、内皮细胞、中性粒细胞等)和外源性物质(如细胞壁的α-半乳糖基、食物中的糖蛋白等)的亲合力有所增加。目前认为本病中的IgA或其免疫复合物主要通过旁路途径激活补体并造成组织的免疫病理损伤。表现为血中C_3、C_4一般正常,但有备解素和备解素转化酶的下降。在本病发病中除上述免疫发育外还有免疫清除功能的改变,脾脏的巨噬细胞、循环中的单核细胞的Fc受体功能下降,提示其对循环免疫复合物等大分子免疫蛋白的清除能力下降。病人急性期血清第Ⅷ因子活性低下和肾小球存在纤维蛋白(原)提示凝血机制参与本病发病。

16.4 过敏性紫癜的病理表现有哪些?

过敏性紫癜的基本病理变化是全身性小血管炎,具有丰富毛细血管的肾脏是其主要受累器官。肾小球病变范围及程度不一。

光镜下的基本改变为系膜增生,有时有上皮新月体形成。系膜细胞增生伴基质增加致肾小球系膜加宽，此种改变程度不一，可呈局灶节段分布，也可呈弥漫改变。增殖严重的可见中性多形核细胞浸润。重度系膜增生可伴系膜内皮下插入，嗜银染色，可见“双轨”病变，偶见小叶坏死、系膜溶解、小动脉瘤样毛细血管扩张。脏层和壁层上皮细胞增生引起球囊黏连、新月体形成。新月体大小不一，一般为小的、节段性者只累及少数小叶，但大的环形新月体则可导致球性硬化和滤过停止，肾小球间质病变一般继发于肾小球病变。因前述的系膜增生病变消退后一般不遗留持久的损伤，故紫癜性肾炎的严重性与新月体及节段性坏死、硬化有关。国际小儿肾脏病研究组（SKDC）将紫癜病变分为以下六型：

Ⅰ型：轻微肾小球异常；

Ⅱ型：单纯性系膜增生病变，不伴新月体形成（a. 局灶性，b. 弥漫性）；

Ⅲ型：系膜增生性肾炎伴新月体形成（$<50\%$ 肾小球受累）（a. 局灶性，b. 弥漫性）；

Ⅳ型：系膜增生性肾炎伴新月体形成（$50\% \sim 70\%$ 肾小球受累）（a. 局灶性，b. 弥漫性）；

Ⅴ型：系膜增生性肾炎伴新月体形成（$>75\%$ 肾小球受累）（a. 局灶性，b. 弥漫性）；

Ⅵ型：假性系膜毛细血管性肾小球炎。

免疫荧光：主要的系膜区 IgA 沉积，虽光镜下病变呈局灶改变，但 IgA 之沉积多呈弥漫分布。常同时有 C_3 和 IgA 沉积。C_{1q}和 C_4 一般阴性但备解素与 C_3 同存。2/3 的病例可检出纤维蛋白原。

电镜下除系膜细胞增生、基质增多外，可见团块状电子致密物沉积，病变严重者毛细血管内皮下及上皮下也可见电子致密物。

皮肤病理检查：光镜下小血管周围有多形核细胞及单核细胞浸润，并可见血管内有白细胞和血小板的栓塞。免疫荧光检查血管壁上可见IgA。

16.5 过敏性紫癜性肾炎有哪些肾外症状和肾脏症状？

过敏性紫癜性肾炎可见于各年龄组，但婴儿、老年人少见。起病前30%～50%的病儿有上呼吸道感染史。

(1) 肾外症状包括以下几个方面：

① 皮疹：出血性和对称性分布。绝大多数病人以紫癜为首发症状，也是诊断的主要根据。典型表现为大小不等、微突于皮表的紫癜，对称分布于下肢伸侧、踝关节处，并可累及臀部，偶及全身。皮损初起可为荨麻疹样、红色斑点状或多形红斑样，压之可消失，以后逐渐变为紫红色出血性皮疹，稍隆起于皮表，皮疹消退时可转变为黄棕色。年幼儿还常见手、足背、眼周、阴囊、头皮血管神经性水肿。老年人可见皮损中心出血性坏死或溃疡性改变。皮损可分批出现，大多数病例皮疹可有1～2次至多3次反复，个别可连续发作达数月甚至数年。

② 关节症状：多数以游走性、多发性关节痛为特征。常见受累关节是膝、踝和手。主要因为关节周围水肿所致，多系一过性症状，症状多于数日内消退，不遗留关节变形等后遗症。若关节症状发生于皮损前，易误诊为风湿性关节炎。

③ 胃肠道症状：小儿病人中的2/3有胃肠症状，以腹痛多见，常驻为脐周或下腹疼痛，虽疼痛较剧，但阳性体征不多。其次为程度不等的胃肠出血，轻者仅粪潜血阳性，也可有黑便或血便，偶有发生肠套叠、穿孔、肠坏死者，个别报告有蛋白丢失性胃肠病，并导致低蛋白血症。值得注意的

是，少数患儿胃肠症状发生于皮肤紫癜前，此时诊断困难，甚至可误诊为外科急腹症而手术。

④ 其他组织器官受累：如淋巴结肿大、肝脾肿大；少数有肺出血所致咯血，肾炎所致高血压脑病，脑紫癜性病变所致抽搐、舞蹈病、瘫痪和昏迷；心血管受累可有心律失常、心包炎。此外，偶见累及腮腺、胰、胆囊、肾上腺、睾丸、骨骼和周围神经者。

（2）肾脏症状

过敏性紫癜性肾炎受累与病人年龄组别、检查方法、诊断标准、随访时间等因素有关。国内报告25% ~60%的小儿病人病程中有尿检异常，如以肾活检为准，则90%以上有程度不同的肾受累，故目前不少作者已将之与皮肤、关节、胃肠道三大症状并列，视为过敏性紫癜的基本表现之一。此外，紫癜肾炎受到重视有另一原因是其直接影响预后。急性期可因急进性肾炎致死或转入慢性肾功能不全，或发病后缓慢进展为肾功能减退。在小儿终末期肾功能衰竭病因分析中5% ~28%可能系本病所致。

肾脏症状多发生于出疹后4 ~8周内，尤以10 ~15天时为发病高峰；少数为数月之后；个别发生于出疹之前或出疹后2年；偶见发生于皮肤紫癜之前者。

紫癜肾炎最常见的表现为孤立性血尿，国内报道有25% ~50%的病例表现为肉眼血尿。往往伴程度不等的蛋白尿，水肿一般不重，20% ~40%起病时有高血压。临床上因肾受累程度不一而表现各异。轻者仅镜下血尿，无水肿、高血压；部分病人呈急性肾炎样改变即血尿、水肿、高血压，其后水肿高血压逐渐减退但尿异常可持续较久；还有表现为肾病综合征者；极少数呈急进性肾炎样改变，度过急性期后部分病儿逐渐发生慢性肾功能减退。临床表现与病理类型有一定相关，如下表所示：

紫癜肾炎临床表现与病理改变

临床表现	病理所见	肾衰竭的危险
肉眼或镜下血尿,无或仅有轻蛋白尿	Ⅰ~Ⅱ型,很少Ⅲ型	<5%
血尿伴持续蛋白尿	Ⅰ~Ⅳ型	15%
急性肾炎综合征	Ⅱ~Ⅳ型	15%
肾病综合征	Ⅱ~Ⅳ型,很少Ⅰ或Ⅴ型	40%
肾炎型肾病综合征	Ⅱ~Ⅴ型,多属Ⅴ型	>50%
急进性肾炎	Ⅴ~Ⅵ型	>50%

16.6 过敏性紫癜性肾炎有哪些临床分型?

紫癜性肾炎分为以下五个类型:(1) 只有镜下血尿;(2) 无症状性蛋白尿和血尿;(3) 无症状性蛋白尿和急性肾炎综合征(指血尿伴高血压、氮质血症和少尿3项症状中的2项);(4) 肾病综合征和血尿;(5) 肾病综合征和急性肾炎综合征。

Wads按临床表现分为以下四型:(1) 无尿异常;(2) 急性肾炎;(3) 肾病型或急进性肾炎;(4) 慢性肾炎。

16.7 过敏性紫癜性肾炎病人的实验室检查结果怎样?

过敏性紫癜性肾炎病人血液学检查(包括血小板、出血时间、凝血时间、血块回缩时间)均在正常范围内。急性期部分病例毛细血管脆性试验(束臂试验)可为阳性。血清 C_3 和CH50多数正常,血清IgA可增高,血沉增快。尿检查可有轻重不一的血尿、蛋白尿和管型。严重病例有肌酐清除率降低和尿素氮、肌酐升高。表现为肾病综合征者,可有血清总蛋白和白蛋白降低、胆固醇升高。

16.8 如何诊断过敏性紫癜性肾炎?

过敏性紫癜性肾炎的主要诊断依据是出血性皮疹和肾损害。典型皮疹有助于本病的诊断;皮疹稀疏或出现肾脏症状时皮疹已消退者应详细追问病史(包括关节、胃肠道症状)和皮疹形态;对于极少数以肾受累为首发症状,其后才发生皮肤改变者,在皮肤紫癜出现前及时诊断有一定困难。对出现典型肾脏症状,如水肿、高血压、血尿、蛋白尿、肾病综合征和肾功能不全时,诊断较容易;对轻微尿改变者,一般以尿蛋白定性(+)和尿红细胞超过5个/高倍镜,或2~3个/高倍镜作为诊断标准。急性期毛细血管脆性试验阳性,而血小板计数和功能试验正常,对本病诊断有一定参考意义。肾穿刺活检有助于本病的诊断,且有助于了解病变程度及评估预后。皮肤活检有助于与IgA肾病相鉴别。

在皮疹等肾外症状表现不明显时,应注意与急性链球菌感染后肾炎相鉴别。一般而言,后者水肿、高血压、尿血症表现比较明显且血中补体C_3于起病6~8周内下降,可资鉴别。

此外还应与兼有皮疹及肾炎性尿改变的疾患相鉴别,如原发性血管炎。前者如结节性多动脉炎、Wegener肉芽肿,后者如狼疮肾炎、冷球蛋白血症等。根据各自临床特点,必要时辅以肾穿刺、皮肤活检可以鉴别。

鉴于本症与IgA肾病在肾脏及皮肤免疫病理上相似(均有肾小球系膜及真皮内血管有IgA沉积)。免疫反应均呈IgA免疫反应"上调"及二者均显示对含IgA的免疫复合物清除能力的缺陷,故近年不少学者对二病的关系(即二者属同一疾病的不同阶段,抑或分属不同疾病)进行了不少研究，目前尚无定论；但临床上根据皮疹之有无，二者不难区别。

16.9 过敏性紫癜性肾炎有哪些治疗措施？

本病目前尚无特异性治疗方法。

轻型病例，仅需对症治疗，大多数病例能完全康复。对重症紫癜肾炎尤其是呈急进性肾炎或肾炎型肾病综合征者目前多主张采用皮质激素（包括甲基强的松等冲击治疗）、免疫抑制药及抗凝、抗血小板聚集药的综合治疗。有急性肾衰竭者还可采用血浆置换及透析治疗。

具体治疗措施如下：(1) 急性期病人应注意休息，重症者应卧床休息，此对皮肤及关节症状也有益；(2) 注意饮食护理，依病情而异，可参照本书急性肾炎、肾病综合征和肾功能衰竭有关内容；(3) 发现和去除过敏原，存在感染灶时，应予抗生素治疗，停止服用和接触可能是致敏原的食物及药物，胃肠症状可对症给予解痉药，必要时禁食、输液，并警惕可能的外科合并症（如套叠），及时诊断治疗；(4) 肾上腺皮质激素的应用可缓解关节肿痛和减轻软组织水肿，适于严重关节肿痛和腹痛病人以及肾病综合征型，前二者可用强的松每日 1～2 毫克/千克，连用 7～14 天即可，后者用强的松每日 1～2 毫克/千克，并加服环磷酰胺每日 2～3 毫克/千克，疗程 6～12 个月，一般认为对皮肤紫癜及防止肾受累似无效。

近年有报告用 H_2 受体阻滞剂西咪替丁治疗本症对控制皮疹及减轻肾损伤有效。此类药物可竞争性拮抗组胺、改善血管通透性，从而减少皮肤黏膜及内脏器官水肿出血。

16.10 中医如何治疗过敏性紫癜性肾炎？

过敏性紫癜性肾炎多由热毒内蕴，以致外邪入侵，迫血妄行，损伤脉络，而致血溢脉外。日久不愈可耗伤气血，损伤脾肾，脏腑功能失调，而致外感热毒入内，日久成瘀，形成热瘀互阻的证候。

本病属本虚标实之证，瘀血、热毒耗灼正气，殃及脏腑，是导致本病缠绵不愈的重要因素。在治疗上应用活血化瘀、滋阴凉血、清热解毒的药物，为病人疏通瘀血、清除热毒。

16.11　过敏性紫癜性肾炎的预后如何？

过敏性紫癜为一种自限性疾病，无肾受累者持续1～6周恢复，偶可反复紫癜发作达数月之久。过敏性紫癜患儿急性期偶因急性腹部外科急症（穿孔、坏死、肠套叠）或中枢神经系统合并症死亡外，其预后主要取决于肾是否受累及其程度。死亡原因主要是急性或慢性肾衰竭。紫癜性肾炎发生肾功能衰竭者各家报告不一（2%～15%）。下述临床和肾脏病理所见可能与预后相关：(1) 成人病人逊于小儿；(2) 急性期有肾功能损伤、高血压、重症蛋白尿者预后差；(3) 病理上增殖明显、新月体程度内皮下及上皮下沉积之多寡、肾小管及间质病变均影响预后。Goldstein报道病理上Ⅰ～Ⅴ级改变分别有0，16%、24%、55%和67%呈进行性恶化进程。值得注意的是，有些患儿急性期肾受累症状不明显或急性期已恢复者，但其后发生高血压或肾功能障碍，或妊娠易伴发高血压蛋白尿，故本病宜加强长期随访，有学者主张至少5年，随访中除尿常规外应包括血压和肾功能的监测。另一值得重视的是，因本病导致肾衰竭而行肾移植者，部分病例还可于移植肾上出现IgA沉着，尤其是行活体亲属肾移植者。1989年Hasegawa报告12例此类肾移植者中9例有组织学上复发，其中5例有临床表现。相反，5例无关尸体肾移植中无1例临床复发，4例移植上也未能检见IgA沉积。

第十七章　囊肿性肾病

17.1　什么是囊肿性肾病?

囊肿性肾病是指在肾脏出现单个或多个内含液体的良性囊肿的一大组疾病。过去囊肿在其体积不大时常因无症状而不易被发现,但自从B超和CT应用以来(前者可发现0.5～1厘米直径的囊肿,后者可发现直径0.3～0.5厘米者),病例明显增多,囊肿性肾脏遂成为临床上常见的一种肾脏疾病。其中以单纯性肾囊肿最常见,其次是多囊肾,后者病变广泛,并可影响肾功能,故临床意义较大。

17.2　多囊肾是一种什么病?怎么分型?

多囊肾是肾脏的皮质和髓质出现无数囊肿的一种遗传性肾脏疾病。按遗传方式不同分为两型:(1)常染色体显性遗传型:此型一般到成年才出现症状,故又称成人型;(2)常染色体隐性遗传型:一般在婴儿期即表现明显,故又称婴儿型。

17.3 常染色体显性遗传型多囊肾有哪些临床表现?

幼年时肾保持正常大小或略小,偶可发现一些小的囊肿。随着年龄的增长,囊肿的数目和大小均逐步增加,但进程缓慢,多数到30岁以后囊肿和肾脏长到比较大时才出现症状。常见症状有:

(1) 肾脏肿大:可大于正常5~6倍,两侧可有明显差别。肾脏肿大早期需影像学检查才能发现,严重者腹部触诊即能发现。

(2) 腰腹部不适、疼痛:这是由于肾和囊肿增大、肾包膜张力增加或牵引肾蒂血管神经引起的。突然加剧的疼痛常为囊内出血或继发感染,合并结石或出血后血块堵塞输尿管可引起肾绞痛。

(3) 蛋白尿和白细胞尿:20~40岁的病人中20%~40%有轻度持续性蛋白尿,24小时尿蛋白定量一般在1g以下。白细胞尿多见,但不一定是尿路感染。

(4) 高血压:为本病早期的常见表现,并直接影响预后。据报道,无氮质血症的病人近60%发生高血压;肾功能正常的病人中,合并高血压时肾脏明显大于血压正常者。

(5) 肾功能损害:一般30岁之前很少发生慢性肾衰竭,至59岁时约有半数病人已丧失肾功能而需替代治疗。

17.4 常染色体显性遗传型多囊肾有哪些肾外表现?

(1) 多囊肝:60岁以上的病人70%发现多囊肝,尸解材料更多见,90%以上的病例有多囊肝。其发生率并不与肾囊肿的严重程度相平行,一般较肾囊肿晚发现10年,且发展更慢。女性(特别是经产妇)发病率高，且发病年龄提前，囊肿数目较多，可能是女性激素参与其形成。

（2）颅内动脉瘤：发生率为10% ~40%。9%的病人死于颅内动脉瘤破裂，是危险性最大的合并症。

（3）心瓣膜发育异常：据观察，二尖瓣脱垂发生率约为26%，二尖瓣或三尖瓣关闭不全分别约为31%、15%。

17.5 常染色体显性遗传型多囊肾有哪些并发症？

（1）尿路感染：包括膀胱炎、肾盂肾炎、囊肿感染和肾周围脓肿。其中肾盂肾炎和囊肿感染比较难鉴别，出现白细胞管型和对常规尿路感染抗菌治疗反应迅速有利于肾盂肾炎的诊断，而血培养阳性和局部压痛则倾向于囊肿感染。

（2）肾结石和肾内钙化：当出现疼痛加剧、绞痛或肉眼血尿时，应想到并发结石的可能。据统计，并发率近20%，成分以钙和尿酸最常见。

（3）肾囊肿出血：大于60%的病人可有肉眼血尿或镜下血尿。出血时可无症状或有绞痛。肾囊肿出血大多在48小时~1周内停止。若经保守治疗1周仍有持续性肉眼血尿，或第一次出血年龄大于50岁，则需排除新生物的可能。

（4）肝囊肿感染：较肾囊肿感染少见，伴肾功能衰竭病人较肾功能正常者多见。通常为血源性感染，保守治疗效果欠佳，须配合超声引导下经皮引流，偶尔也可行外科引流或节段性肝切除。

17.6 常染色体显性遗传型多囊肾为什么会发生慢性肾衰竭？

多囊肾发生慢性肾衰竭的机制，除因囊肿压迫取代正常肾组织外，尚有以下两个因素:(1) 非囊肿组织(小管、间质、血管)的缺血、硬化和(或)炎症、纤维化;(2) 进行性功能肾单位的丧失引起剩余的正常肾单位的高灌注、高滤过以及促肾生长因子的产生均促进肾单位的进一步破坏。因此,邻近区域的状况决定了肾功能损害的发展速度。高血压和尿路感染也是影响肾功能损害发展速度的因素。同一家族内发展为尿毒症的时限相似。

17.7 常染色体显性遗传型多囊肾如何治疗?有哪些注意事项?

本病目前治疗主要是积极控制高血压等并发症和防治感染,保护肾功能,延缓尿毒症的到来。出现尿毒症时可做透析治疗和肾移植。

(1) 一般事项:避免剧烈的体育活动和腹部创伤,肾脏肿大明显时应避免腰带过紧,以防囊肿破裂。

(2) 控制高血压:这在保护肾功能中起决定性作用。首选血管紧张素转换酶抑制剂,其他降压药如钙离子拮抗剂、血管扩张药和 β-受体阻断剂等也可选用。

(3) 积极防治尿路感染:尿路感染多见于女性,防治方法参考尿路感染有关内容。

17.8 常染色体显性遗传型多囊肾的预后怎样?

该病肾功能正常率于 50 岁时约为 71%,58 岁时约为 58%,70 岁时约为 23%。男性预后差,起病早者预后差。其他可人为控制的影响预后的因素有:高血压、妊娠次数、继发泌尿系感染的频度等。在未进入透析和肾移植年代，本病病人出现症状后，尤其有肾功能不全者，仅能存活10年，约每3年血肌酐上升1倍，即血肌酐清除率下降一半；但若血肌酐从未升高过，且无结石、感染和严重高血压，则可存活30～40年。透析或肾移植的多囊肾病人，其寿命基本与其他透析和肾移植病人相近。

17.9 单纯性肾囊肿与常染色体显性遗传型多囊肾有什么不同？

从发病机制上讲，与多囊肾不同，单纯性肾囊肿不是由先天遗传而是后天形成的。过去曾认为它是由局部缺血造成，近年来的研究认为，可能是由肾小管憩室发展而来的。随着年龄的增长，远端小管和集合管憩室增加，单纯性肾囊肿的发生率亦随之增加。单纯性肾囊肿自然变化缓慢，有人曾用B超进行数年追踪观察，发现其中只有少部分发生变化，主要是数目的增加，其次是大小的轻度增加，少数轻度缩小。单纯性肾囊肿一般不会出现症状，常因其他目的做尿路X线、腹部B超或CT检查时无意被发现。可以出现血尿和局部疼痛，也可出现肾盏梗阻和继发感染，但不会导致肾功能衰竭。

17.10 什么叫获得性肾囊肿病？

获得性肾囊肿病是指长期血液透析或腹膜透析的尿毒症病人，在无囊肿的肾脏中出现囊性变。本病的发病机制不明，大部分病人无症状，无需特殊处理。部分病人可因反复出血或感染而致腰痛或绞痛。另有报道认为，本病有癌变的可能，此时宜作患肾切除。

第十八章　糖尿病肾病

18.1　什么是糖尿病肾病？

糖尿病所致的肾脏病变是在糖尿病过程中见到的蛋白尿、高血压、浮肿、肾功能不全等肾脏病变的总称，包括糖尿病性肾小球硬化症、肾小动脉硬化症、肾盂肾炎和肾乳头坏死等病理改变。糖尿病肾病（DN）则仅指糖尿病所特有的与糖代谢异常有关的糖尿病性肾小球硬化症。

18.2　糖尿病肾病的发病机制是什么？

糖尿病肾病的基本病理特征为肾小球基底膜均匀肥厚伴肾小球系膜细胞基质增加、肾小球囊和肾小球系膜细胞呈结节性肥厚及渗透性增加。其发病机制包括：

（1）高蛋白饮食：这会加剧糖尿病肾病的恶化；糖尿病病人由于严格限制碳水化合物的摄入，而以高蛋白纤维食物供给为主，顾此失彼，致使蛋白分解产物及磷的负荷过度和积聚，进而加剧了糖尿病肾病的病理损害。

(2) 高血压的影响：糖尿病病人由于脂质代谢紊乱、动脉粥样硬化等诸多原因，合并高血压者为数不少，这些病人中几乎都可见到尿微量蛋白排泄增加，表明肾损害普遍。

(3) 高血糖：长期与过度的血糖增高可致毛细血管通透性增加，血浆蛋白外渗，引起毛细血管基底膜损害，肾小球硬化和肾组织萎缩。

18.3 糖尿病肾病有哪些临床表现？如何进行分期？

根据糖尿病病人肾功能和结构病变的演进及临床表现，可将糖尿病肾损害分成五期，该分期法已被临床医师普遍接受。现将此五期肾损害的主要临床表现介绍如下：

Ⅰ期：肾小球高滤过期。以肾小球滤过率（GFR）增高和肾体积增大为特征。新诊断的胰岛素依赖型糖尿病病人就已有这种改变，与此同时，肾血流量和肾小球毛细血管灌注及内压均增高。这种糖尿病肾脏受累的初期改变与高血糖水平一致，是可逆的，经过胰岛素治疗可以恢复，但不一定能完全恢复正常。这一期没有病理组织学的损害。

Ⅱ期：正常白蛋白尿期。这期尿白蛋白排出率（UAE）正常（<20 微克/分钟或<30 毫克/24 小时），运动后 UAE 增高，休息后可恢复。这一期肾小球已出现结构改变，肾小球毛细血管基底膜（GBM）增厚和系膜基质增加，GFR 多高于正常并与血糖水平一致，GFR>150 毫升/分钟，病人的糖化血红蛋白常>9.5%。GFR>150 毫升/分钟和 UAE>30 微克/分钟的病人以后更易发展为临床糖尿病肾病。糖尿病肾损害Ⅰ、Ⅱ期病人的血压多正常；Ⅰ、Ⅱ期病人 GFR 增高，UAE 正常，故此二期不能称为糖尿病肾病。

Ⅲ期：早期糖尿病肾病期。主要表现为 UAE 持续高于 20~200 微克/分钟(相当于 30 ~ 300 毫克/24 小时),初期 UAE 20 ~ 70 微克/分钟时,GFR 开始下降到接近正常(130 毫升/分钟)。高滤过可能是病人持续微量白蛋白尿的原因之一,当然还有长期代谢控制不良的因素。这一期病人血压轻度升高,降低血压可部分减少尿微量白蛋白的排出。病人的 GBM 增厚和系膜基质增加更明显,已有肾小球结带型和弥漫型病变以及小动脉玻璃样变,并已开始出现肾小球荒废。据一组长期随诊的结果,此期的发病率为 16%,多发生在病程 >5 年的糖尿病病人,并随病程而上升。

Ⅳ期:临床糖尿病肾病期或显性糖尿病肾病期。这一期的特点是大量白蛋白尿,UAE >200 微克/分钟,或持续尿蛋白 >0.5 克/天,为非选择性蛋白尿。血压增高。病人的 GBM 明显增厚,系膜基质增宽,荒废的肾小球增加(平均占 36%),残余肾小球代偿性肥大。弥漫型损害病人的尿蛋白与肾小球病理损害程度一致,严重者每日尿蛋白量 >2.0 克/天,往往同时伴有轻度镜下血尿和少量管型,而结节型病人尿蛋白量与其病理损害程度之间没有关系。临床糖尿病肾病期尿蛋白的特点不像其他肾脏疾病的尿蛋白,不因 GFR 下降而减少。随着大量尿蛋白丢失可出现低蛋白血症和水肿,但典型的糖尿病肾病"三联征"——大量尿蛋白(>3.0 克/24 小时)、水肿和高血压,只见于约 30% 的糖尿病肾病病人。糖尿病肾病性水肿多比较严重,对利尿药反应差,其原因除血浆蛋白低外,至少部分是由于糖尿病肾病的钠潴留比其他原因的肾病综合征严重。这是因为胰岛素改变了组织中钠、钾离子的运转,无论是 1 型病人注射的胰岛素或 I 期病人本身的高胰岛素血症,长期高胰岛素水平即能改变钠离子代谢,使糖尿病病人钠潴留,尤其是在高钠饮食情况下。这一期病人 GFR 下降,平均每月约下降 1 毫升/分钟,但大多数病人血肌酐水平尚不高。

V 期:肾功能衰竭期。糖尿病病人一旦出现持续性尿蛋白发展为临床糖尿病肾病，由于肾小球基底膜广泛增厚，肾小球毛细血管腔进行性狭窄和更多的肾小球荒废，肾脏滤过功能进行性下降，导致肾功能衰竭，最后病人的 GFR 多 <10 毫升/分钟，血肌酐和尿素氮增高，伴严重的高血压、低蛋白血症和水肿。病人普遍有氮质血症引起的胃肠反应，如食欲减退、恶心、呕吐，并可继发贫血和严重的高血钾、代谢性酸中毒和低钙抽搐，还可继发尿毒症性神经病变和心肌病变。这些严重的合并症常是糖尿病肾病尿毒症病人致死的原因。

18.4 糖尿病肾病的诊断依据是什么？

糖尿病病人出现蛋白尿、高血压、浮肿、肾功能减退等临床症状，组织学上伴有糖尿病性肾小球硬化时，可诊断为糖尿病肾病。临床上常规检查出现蛋白尿，此时病人已由早期进入临床期阶段。

（1）早期糖尿病肾病的诊断：主要根据尿微量白蛋白排泄率的增加（正常 <20 微克/分钟，<30 毫克/24 小时）。诊断要求 6 个月内连续尿检有 2 次微量白蛋白排泄率 >20 微克/分钟，但 <200 微克/分钟（即 30 ~300 毫克/24 小时）；同时应排除其他可能引起其增加的原因，如泌尿系感染、运动、原发性高血压、心衰及水负荷增加等。糖尿病控制很差时也可引起微量白蛋白尿，尿白蛋白的排出可以 >20 微克/分钟，这样的尿白蛋白排出量不能诊断为早期糖尿病肾病。但若糖尿病得到有效控制，尿白蛋白排出量仍是 20 ~200 微克/分钟，则可以认为有早期糖尿病肾病。

（2）临床期糖尿病肾病的诊断依据有：① 有糖尿病病史；② 除外其他原因的间歇性或持续性临床蛋白尿（尿蛋白阳性），此为临床糖尿病肾病诊断的关键；③ 可伴有肾功能不全；④ 伴视网膜病变，此为一有力佐证；⑤ 肾活检证实，一般只有当诊断确有疑问时方宜进行。

18.5 糖尿病肾病病人的饮食应注意哪些问题?

目前主张在糖尿病肾病的早期即应限制蛋白质的摄入量。因为临床和实验研究均证明,高蛋白饮食可增加肾小球的血流量和压力,加重高血糖所引起的肾血流动力学改变,给予低蛋白饮食可使增高的 GFR 下降,而适量的蛋白(每日每千克体重 0.8 克)饮食对临床期糖尿病肾病也可使其 GFR 下降速度减慢。对已有大量尿蛋白、水肿和肾功能不全的病人,除应针对具体病情给予必要的对症治疗和支持疗法外,在饮食上对有低蛋白血症和水肿的病人,除限制钠的摄入外,对蛋白质的摄入,宜采取"少而精"即限量保质的原则,以每日每千克体重 0.6 克高生物价值的动物蛋白为主,必要时可适量输氨基酸、血浆或全血,在胰岛素保证下,可适当增加碳水化合物的入量,以保证有足够的热量,避免蛋白质和脂肪分解增加。脂肪宜选用植物油。

18.6 糖尿病肾病病人如何使用降糖药?

糖尿病肾病病人口服降糖药宜首选糖适平。此药为第二代磺脲类口服降糖药,糖适平口服后除吸收快而完全外,该药主要在肝脏代谢形成羟基化和甲基化的代谢产物,其代谢产物 95% 通过胆汁由粪便排出,只有不到 5% 由肾脏排出,因此对肾脏影响很小,而且日剂量范围大(15 ~ 200 毫克),故在糖尿病肾病早期和临床期均可选用。

其次是美吡哒,也属第二代磺脲类口服降糖药,虽然其代谢产物部分由肾脏排出,但其代谢产物活性弱,故不易引起低血糖反应,比较安全。

优降糖以及达美康的活性代谢产物均部分由肾脏排出,当肾功能不好，排出延迟时，可引起顽固性低血糖反应，尤其是老年人应慎用。氯磺丙脲因其半衰期长(32 小时)，而且 20% ~30% 以原形由肾脏排出，因此对糖尿病肾病病人禁用。关于双胍类口服降糖药中的降糖灵，因其以原形由尿排出可引起乳酸酸中毒，对已有蛋白尿的临床糖尿病肾病病人不宜使用。

18.7 对糖尿病肾病病人如何使用胰岛素?

鉴于糖尿病控制不良时，持续性高血糖能使糖尿病肾脏病变发生和进展，因此，为了尽快控制好糖尿病，对单纯饮食和口服降糖药控制不好并已有肾功能不全的病人，应尽早使用胰岛素，对血糖波动大、不稳定的1 型糖尿病病人，甚至需用胰岛素泵或胰岛素注射笔进行胰岛素强化治疗，使血糖能稳定地控制在良好水平。但应注意当病人出现氮质血症时，要根据对血糖的监测及时减少和调整胰岛素剂量，因为这种情况下病人往往食欲不好、进食减少；另一方面，胰岛素部分(30% ~40%)在肾脏代谢，胰岛素由肾小球滤过后，被近端小管细胞摄取并在小管上皮细胞内降解。当肾功能不全或尿毒症时，肾脏对胰岛素的降解明显减少，血循环中胰岛素半衰期延长，因而减少了胰岛素的需要量。因此，肾功能不全的糖尿病肾病病人，应用胰岛素时应经常监测血糖，及时调整剂量，以免发生低血糖。

18.8 抗高血压治疗对糖尿病肾病有何意义?

高血压虽不是糖尿病肾病的发病因素，但高血压可加速糖尿病肾病的进展和恶化，抗高血压治疗在糖尿病肾病早期能减少尿蛋白和延缓肾小球滤过率(GFR)的下降。要求控制糖尿病病人的血压比非糖尿病高血压病人低。据研究,当血压降到130/80毫米汞柱以下时,肌酐清除率下降明显减慢,因此,一般以此血压水平作为糖尿病高血压治疗的目标,糖尿病肾病合并大量蛋白尿时,血压应降到125/75毫米汞柱以下。对糖尿病高血压病人应同时测立、卧位血压以避免体位性低血压。

18.9 对糖尿病肾病病人如何抗高血压治疗?

在糖尿病肾病高血压治疗的同时,应限制钠的摄入,禁止吸烟,限制饮酒,减轻体重并适当地运动,特别是对于肥胖的非胰岛素依赖型糖尿病病人,即使是轻度的减重也有利于血压的控制。而大量饮酒可使血压上升和干扰糖尿病的控制。至于限制钠摄入对高血压的好处甚至超过了利尿药。降压药仍以利尿剂、血管紧张素转换酶抑制剂、血管紧张素Ⅱ受体拮抗剂、钙拮抗剂为主。

18.10 如何预防糖尿病肾病?

本病的早期预防十分重要,常见的预防措施有以下几点:

(1) 所有病程超过5年的糖尿病病人,均要经常查肾功能、尿蛋白定性、24小时尿蛋白定量,并注意测量血压,做眼底检查。

(2) 有条件时,应做尿微量白蛋白测定和β_2-微球蛋白测定,以早期发现糖尿病肾病。如果尿微量白蛋白增加,要3~6个月内连测3次以确定是否为持续性微量白蛋白尿。

(3) 如果确定为微量白蛋白增加,并能排除其他引起其增加的因素,如泌尿系感染、运动、原发性高血压,应高度警惕,并注意努力控制血糖,使之尽可能接近正常。若血压 >130/80 毫米汞柱，就应积极降压，使血压维持在正常范围。同时，还应强调低盐、低蛋白饮食，以优质蛋白为佳。

18.11 糖尿病肾病的预后怎样？

糖尿病肾病预后不良，由于其肾脏病变为慢性进行性损害，临床症状出现较晚，一般出现尿蛋白时病程多在 10 年以上，现已肯定在糖尿病肾病早期有"隐匿期"，肾小球已有病变，但无任何临床表现，唯一的改变只是尿白蛋白排出率（UAE）增加。临床糖尿病肾病一旦出现持续性蛋白尿，其肾功能将不可遏制地进行性下降。约 25% 的病人在 6 年内，50% 的病人在 10 年内，75% 的病人在 15 年内发展为终末期肾功能衰竭。从出现蛋白尿到死于尿毒症的平均时间为 10 年，每日尿蛋白 >3.0 克者多在 6 年内死亡。糖尿病控制不佳时，高血糖、高血压和高蛋白饮食会加速糖尿病肾病病人肾功能的恶化。另外，近年来观察证实，吸烟对糖尿病肾病也是一个危险因素，糖尿病吸烟者 19% 有蛋白尿，不吸烟者仅 8% 有蛋白尿。5% ~15% 的糖尿病病人发生尿毒症，但年龄在 50 岁以下者为 40% ~50%，相对来说，以年龄在 26 ~45 岁之间的病死率最高，是年轻糖尿病病人死亡的重要原因。糖尿病肾病的预后与其肾脏病理改变性质有关，弥漫型小结节型糖尿病肾病易进展为尿毒症。

第十九章　高血压肾损害

19.1　什么叫高血压肾损害?

高血压肾损害是指原发性高血压引起的良性肾小动脉硬化(又称高血压肾小动脉硬化)和恶性肾小动脉硬化,并伴有相应临床表现的疾病。

19.2　高血压肾损害有哪些表现?

高血压肾损害的发生年龄多在40岁以上,高血压病史5年以上。早期仅有夜尿增多,继之出现蛋白尿,个别病例可因毛细血管破裂而发生短暂性肉眼血尿,但不伴明显腰痛。常合并动脉硬化性视网膜病变、左心室肥厚、冠心病、心力衰竭、脑血管硬化和(或)脑血管意外史。病程进展缓慢,少部分渐发展成肾功能衰竭,多数肾功能常年轻度损害和尿常规异常。恶性高血压者舒张压常超过16千帕(120毫米汞柱),多伴有明显心脑合并症且迅速发展,大量蛋白尿,常伴有血尿、肾功能进行性减退。

体检发现:一般血压持续性增高(>20.0/13千帕,即150/100毫米汞柱以上)伴眼睑和(或)下肢浮肿、心界扩大等;多数动脉硬化性视网膜病变，当眼底有条纹状、火焰状出血和棉絮状的血性渗出，支持恶性肾小动脉硬化症诊断。伴有高血压脑病者可有相应的神经系统定位体征。

19.3　高血压肾损害的辅助检查有哪些？

（1）多为轻中度蛋白尿，24 小时定量多在 1.5～2.0 克；镜检有形成分（红细胞、白细胞、透明管型）少，可有血尿；早期血尿酸升高，尿 NAG 酶、β_2-MG 增高，尿浓缩－稀释功能障碍；Ccr 多缓慢下降，血尿素氮、肌酐升高。肾小管功能损害多先于肾小球功能损害。

（2）影像学检查肾脏多无变化，发展为肾功能衰竭时可出现肾脏不同程度缩小；核素检查早期即出现肾功损害；心电图常提示左心室高电压；胸部 X 线或超声心动图常提示主动脉硬化、左心室肥厚或扩大。

（3）临床诊断困难者在早期应做肾活检。

19.4　高血压肾损害可选用哪些治疗措施？

（1）早期、轻度高血压和尿常规大致正常者可予非药物治疗，保持良好的情绪、减肥、限盐、限酒、练气功及太极拳、适当的体育锻炼、保持大便通畅等。

（2）可供选用的降压药物有利尿剂、β 受体阻滞剂、钙拮抗剂、血管紧张素转换酶抑制剂（ACEI）、血管紧张素Ⅱ受体拮抗剂。其中钙拮抗剂、ACEI 对肾脏的血流动力学更有利，ACEI 降低尿蛋白优于其他的降血压药物。使血压有效地控制到正常或接近正常（18.7/12 千帕，即 140/90 毫米汞柱）能够预防、稳定或延缓高血压肾损害。

（3）恶性肾小动脉硬化症病人短期内肾功能迅速恶化，在合并有高血压脑病、视力迅速下降、颅内出血等，以及不能口服药物时，可静脉给药，常用硝普钠，力争在 12 ~ 24 小时内控制血压。长压定能够迅速降低血压，适合恶性高血压的最初治疗。

（4）伴发高脂血症、糖尿病及高尿酸血症者，应给予相应的治疗，同时应用抗血小板聚集和黏附的药物，如潘生丁、阿司匹林等，可能有阻止肾小动脉硬化的作用。

（5）有肾功能不全时还应给予非透析治疗和透析治疗，详见“慢性肾功能不全”章节。

第二十章　痛风性肾病

20.1　什么是痛风?

痛风是由于人体内一种叫做嘌呤的物质代谢紊乱引起其代谢产物(尿酸)在血液中浓度过高所致。体内三分之二的尿酸由肾脏排出体外,三分之一的尿酸由大肠排出体外。如果血液中的尿酸浓度过高,就会形成尿酸结晶在组织中沉积,主要表现为痛风性关节炎。痛风大多发生于下肢小关节,常夜间突然发病,关节肿痛,一般发病急骤,消退也快,可以在一周左右自行缓解。痛风易反复发作,可以累及多个关节,甚至导致畸形。化验可见血液中尿酸浓度升高等表现。痛风是营养过度丰富的"产品",病人以肥胖者居多,与进食过量高嘌呤的食物有关。

20.2　痛风病人节日聚宴时应注意哪些事项?

痛风病人节日聚宴时要注意以下的饮食原则:

(1) 碳水化合物可促进尿酸的排泄,病人可食用富含碳水化合物的米、馒头、面食等。

(2) 蛋白质可以根据体重、按照比例来摄取,1 千克体重应摄取 0.8～1.0 克的蛋白质,并以牛奶和鸡蛋为主,如果是瘦肉、鸡鸭肉,应该煮沸后去汤再食用,避免吃炖肉或卤肉。

(3) 少吃脂肪,因为脂肪可减少尿酸的排泄。

(4) 大量喝水:每日饮水 2 000～3 000 毫升,以促进尿酸排出体外。

(5) 禁酒:酒精能抑制尿酸的排泄,容易诱发痛风。

(6) 限制嘌呤摄入,避免食用含高、中嘌呤的食物。

20.3 根据嘌呤含量,可将食物分为哪几类?

根据嘌呤含量,把饮食分为以下四类:

(1) 低嘌呤食物: 指每 100 克食物中嘌呤的含量小于 50 毫克(这类食物痛风病人可以进食)。

五谷类: 米、麦、高粱、玉米、马铃薯、甘薯、面粉、通心粉等;

蛋类: 鸡蛋、鸭蛋、皮蛋;

奶类: 牛奶、乳酪、冰激凌;

饮料: 汽水、巧克力、可可、咖啡、麦乳精、果汁、茶、蜂蜜、果冻以及各种水果、蔬菜和油脂。

(2) 中嘌呤的食物: 指每 100 克食物中嘌呤的含量在 50～150 毫克(这类食物痛风病人限制进食)。

肉类: 鸡肉、猪肉、牛肉、羊肉、鱼、虾、螃蟹;

豆类: 黑豆、绿豆、红豆、花豆、豌豆、菜豆、豆干、豆腐以及笋干、金针、花生、腰果、芝麻等。

(3) 高嘌呤的食物: 指每 100 克食物中嘌呤的含量在 150～500 毫克(这类食物痛风病人禁食)。例如豆苗、黄豆芽、菜花、紫菜、香菇、乌鱼、鲨鱼、鳕鱼、海鳗、动物内脏、蚌哈、干贝、带鱼、扁鱼干、沙丁鱼、哈喇、牡蛎、链鱼、鸡汤、肉汤等。

(4) 每100克食物中嘌呤的含量在500毫克以上的食物(这类食物痛风病人禁食),例如小鱼干、乌鱼皮、酵母粉等。

从以上四种食物的分类,可以区分痛风病人宜进食哪些食物,不可以进食哪些食物,调节饮食构成是预防痛风发作的重要环节。也就是说,高、中嘌呤的食物会引起痛风发作,而低嘌呤的食物对预防痛风发作有益。

20.4 高尿酸血症是否是引起肾脏损害的原因?

高尿酸血症与肾脏损害的关系目前尚无定论。造成肾脏损害的最重要的因素不是血尿酸浓度,而是肾间质内尿酸盐浓度,尤其是肾髓质和肾乳头内的浓度。当尿酸盐排泄过多时,不一定需要有明显的高尿酸血症,即可引起肾脏损害。但目前尚没有一种方法可以测定肾髓质内尿酸浓度,故血尿酸浓度的检测也是一个重要的参考值。

20.5 痛风性肾病的临床表现是什么?

痛风性肾病是一种严重的临床病症,多发生于长期痛风的病人,或未经治疗及不恰当治疗的病人。早期多无症状,随着病程发展,逐渐出现肾功能衰竭,多伴有高血压、尿路结石等。

20.6 怎样治疗痛风性肾病?

把尿酸控制在正常水平:(1) 控制高尿酸食物的摄入量,并保证每日尿量2升以上。(2)出现肾功能不全表现时,可使用别嘌呤醇或促进尿酸排泄的药物。(3)如应用适量别嘌呤醇后仍不能把尿酸控制在正常水平,应考虑有无其他因素影响治疗,如高嘌呤饮食,酗酒,使用利尿剂、使血浆浓缩或其他升高血尿酸的药物。

其余治疗与其他慢性肾病的处理一样。

第二十一章　尿路感染

21.1　什么是尿路感染？

尿路内细菌繁殖而引起尿路某一部分的炎症反应，称为尿路感染。尿路感染是最常见的泌尿系统疾病，包括尿道炎、膀胱炎、前列腺炎和肾盂肾炎等疾病。尿路感染按感染部位不同，可分为上尿路感染和下尿路感染。前者主要为肾盂肾炎，后者主要为膀胱炎。尿路感染还可分为复杂性和单纯性两种。复杂性尿路感染是指伴有尿路的功能或解剖的异常，尿路中有异物存在或有肾实质病变，如各种原因造成的尿路梗阻、神经源性膀胱、糖尿病、泌尿系统先天性畸形或在其他慢性肾脏病基础上发生的尿路感染。单纯性尿路感染则无上述情况。尿路感染临床上比较常见，发病率为1.1%～1.8%，约20%的妇女在一生中曾发生过尿路感染。

21.2　尿路感染是由哪些原因引起的？

引起尿路感染的因素很多，与尿路感染有关的病因可归纳如下：

(1) 尿路感染在女性较为常见，发病率约为男性的8～10倍，其原因为：① 女性尿道短，尿道括约肌作用较弱，细菌上行较男性更容易。② 女性尿道口有大肠杆菌存在，性交是引起感染的重要原因。③ 妊娠期菌尿发生率高达 7%，这与体内雌激素变化及子宫体压迫导致尿流不畅有关，故妊娠是尿路感染的重要诱因。④ 妇科疾病如阴道炎、宫颈炎、盆腔炎等直接蔓延，妇女月经期外阴部细菌易繁殖。

(2) 尿路梗阻是诱发尿路感染的重要原因。据统计，尿路梗阻者的尿路感染发生率较无梗阻者高 12 倍。由于结石、肿瘤、狭窄等原因，出现尿流不畅，细菌不易由膀胱排出而大量繁殖，加上梗阻以上部分的尿路组织所受压力增加，影响了组织的血供，降低了黏膜的抵抗力，易发生感染。

(3) 先天异常、膀胱炎、神经源性膀胱等原因可导致膀胱输尿管反流，即排尿时尿液从膀胱逆流至肾盂的反常现象等，亦易发生尿路感染。

(4) 膀胱内器械检查时，插入导尿管或膀胱镜后，可发生上尿路感染。连续留置导尿 10 天后，几乎所有的病人会发生尿路感染。

(5) 滥用非那西丁等解热镇痛药物者，可发生肾乳头坏死。病变的肾组织更易感染，可能是由于防御功能受损之缘故。

(6) 其他因素：① 全身性疾病，如重症肝病、肿瘤晚期及长期使用免疫抑制药物等，人体抵抗力下降，易发生尿路感染。② 妇科炎症、包皮炎及前列腺炎等，是尿路感染最常见的诱因。③ 慢性肾脏疾病、糖尿病病人易感染。④由于高血压和血管疾患引起肾血流量减少，易感染。⑤ 低血钾、高血钙和药物所致的肾损害，亦易发生尿路感染。

21.3 尿路感染的发病有何特点？

尿路感染的发病具有性别差异和年龄特点，男女之比为 1：6，其中肾盂肾炎的男女比例为 1：5。

不满1岁的婴儿，其发病率约为1%。由于男婴有先天性尿路畸形者较多，故男婴多于女婴，比例为10∶1。1岁以后，则女性多于男性。在成年男性，除外尿路梗阻或畸形等诱因外，一般极少发生尿路感染，到50岁以后（极易患前列腺肥大的年龄），尿路感染才较多发生，其发病率约为7%。少女的尿路感染发病率为2%，结婚后尿路感染的发病率可达5%。

21.4 尿路感染的途径是什么？

一般认为尿路感染的途径有上行感染、血行感染、淋巴道感染和直接感染四种方式。

（1）上行感染：致病菌从尿道口上行进入膀胱，由膀胱经输尿管上行至肾脏，这是膀胱和肾脏感染最主要的入侵途径。在正常人，膀胱以上的尿路无细菌生长，后尿道亦基本上是无菌的，但前尿道则有细菌寄生，因尿道黏膜本身有抵抗细菌侵袭的能力，并且常有尿液冲洗，故在正常情况下一般不易致病。尿道内的寄生细菌多来自粪便，女性常来自阴道分泌物的污染，女性尿道口靠近肛门，而且尿道比较短而宽，故女性易发生上行感染。成人男性，前列腺病变是尿路感染的主要诱因。

（2）血行感染：血行感染比较多见的是新生儿或金黄色葡萄球菌败血症病人引起的血行性肾脏感染。细菌从体内的感染灶（指扁桃体炎、副鼻窦炎、牙周炎等）侵入血流，到达肾脏，先在肾皮质引起多发性小脓肿，然后沿肾小管向下扩散，引起肾盂肾炎。

（3）淋巴道感染：下腹部和盆腔器官的淋巴管与肾周围的淋巴管，升结肠与右肾的淋巴管是沟通的，当盆腔器官有炎症，如阑尾炎或结肠炎时，细菌便可从淋巴道感染肾脏。这种情况临床上很少见。

（4）直接感染：外伤或邻近肾脏的脏器有感染时，细菌可直接侵入肾脏引起感染，这种情况临床上十分罕见。

21.5 膀胱炎的临床表现是什么？

膀胱炎的主要表现为尿频、尿急、尿痛等膀胱刺激症状，膀胱区常有不适感，排尿末可有下腹部疼痛，尿液浑浊。尿液检查多有白细胞尿。少部分甚至出现肉眼血尿，称为急性出血性膀胱炎。全身症状极轻或无，少数病人可有腰痛、低热，检查血象，白细胞数通常无明显增加。

膀胱炎易发生于性交后、月经期后及尿道、妇科器械检查后，其致病菌多数为大肠杆菌。本病有自限倾向，约 40% 可在 7～10 天内自愈。膀胱炎治愈后，再次发生很常见，但 80% 以上是重新感染，复发者较为少见。

21.6 急性肾盂肾炎的临床表现是什么？

急性肾盂肾炎病人看病时，常主诉腰痛、腰酸、肾区有压痛及叩击痛。多数病人表现为尿频、尿急、尿痛等膀胱刺激症状，并伴有畏寒、发热（38～40℃）、全身疲乏无力、食欲减退等全身症状，偶有恶心、呕吐、腹痛，血化验检查白细胞数升高和血沉加快。

必须注意，不少急性肾盂肾炎的临床表现与膀胱炎很相似，有膀胱刺激症状而全身感染现象不明显，临床上有时很难与膀胱炎区别，常需借助实验室检查才能作出正确的诊断。

急性肾乳头坏死是急性肾盂肾炎的一种极严重表现。除有血尿、脓尿外，主要具有败血症样严重的全身症状，并出现少尿或尿闭，肾功能迅速损害,发生急性肾衰竭。本病多见于有尿路梗阻或糖尿病的尿路感染病人,病情凶险。

21.7 慢性肾盂肾炎的临床表现是什么?

慢性肾盂肾炎病人仅半数有急性肾盂肾炎发作史,起病往往隐匿或不典型,常无明显的临床症状,有时仅有倦怠、食欲减退、体重下降、低热等症状。其主要表现是真性细菌尿。病人多有长期或反复发作的尿路感染病史,有时可出现急性尿路感染的症状。在晚期可有贫血及血尿素氮升高,并逐渐出现肾功能衰竭的症状。有些病人可有高血压、血尿、长期低热。慢性肾盂肾炎是急进性高血压的基础疾病之一,遇到青年妇女患高血压者应考虑有慢性肾盂肾炎的可能。

由于慢性肾盂肾炎病变主要在肾髓质和乳头部,故肾小管的功能常先受累,肾浓缩作用障碍,酚红排泄率降低,所以有些病人出现多尿的症状。有的病人出现尿酸化功能失常,而致继发肾小管性酸中毒,偶可致失钾性肾病、失钠性肾病。病变继续发展,最后出现尿毒症。

21.8 疑尿路感染时需做哪些实验室检查?

多数尿路感染病人临床症状不典型,甚至可以无症状。鉴于尿路感染临床表现的复杂性,为了明确诊断,需依靠实验室检查。

(1) 尿常规检查:急性尿路感染病人的尿色可混浊,红细胞稍增多,为2~10个/高倍视野,仅小部分病人血尿明显,不到5%的病人可见肉眼血尿。尿中白细胞常显著增加。若见白细胞管型,提示病变在上尿路。慢性期肾小管功能受损时,可出现尿密度降低,尿蛋白可轻度增多。

（2）尿细菌学检查：尿细菌定量培养是诊断有无尿路感染的重要指标，准确率为80% ~96%。因此，尿细菌学检查对于明确尿路感染诊断有特殊意义。尿标本的收集对尿细菌培养有重要影响。标本可取清晨第一次尿的中段尿，留取尿标本要求无菌操作，从取标本到尿培养，须在1小时内完成，否则将影响其准确性。在应用抗菌药之前或停用抗菌药5天后留取尿标本。尿细菌定量培养结果如尿含菌数大于10^5/毫升为阳性，小于10^4/毫升为污染，介于两者间需复查或结合临床考虑。

（3）尿细胞计数：多应用1小时尿细胞计数法，评判标准为白细胞数大于30万/小时为阳性，小于20万/小时为阴性，介于20万~30万/小时需结合临床判断。尿细胞计数常用于尿常规无明显异常，多次尿培养无阳性结果又无特异临床表现者。

（4）血常规检查：急性肾盂肾炎病人，血白细胞可轻度或中度增高，中性粒细胞增高并可有核左移。血沉可加快。慢性肾盂肾炎则可有轻度贫血。

（5）影像学检查：尿路感染急性期不宜做X线静脉肾盂造影检查（IVP），可做B超检查确定是否有梗阻、结石。急性期过后，如为男性，首次尿路感染应做IVP检查，找寻是否有外科手术指征。女性首次发作尿路感染时，不宜做IVP检查。当尿路感染反复发作、有肾盂肾炎的临床证据、少见细菌感染等情况发生时，再做IVP检查。

21.9　如何进行尿路感染的定位诊断？

通过尿培养可以诊断尿路感染，但并不能区别肾盂肾炎与膀胱炎。由于肾盂肾炎与膀胱炎的治疗及预后不同，因此应用尿路感染的定位诊断方法对二者进行鉴别具有重要的临床意义。尿路感染的定位诊断方法主要有以下几种：

（1）尿抗体包裹细菌检查：在荧光镜下观察用荧光束标记的抗人体蛋白抗体处理的尿细菌，表面有抗体包裹者大多属肾盂肾炎，尿抗体包裹细菌检查阴性者多为单纯性膀胱炎。

（2）尿 β_2 微球蛋白测定：肾盂肾炎病人尿 β_2 微球蛋白均增高，膀胱炎一般为正常。

（3）尿溶菌酶测定：尿溶菌酶阳性者多为肾盂肾炎。

上述检测项目对尿路感染的定位诊断有较高的价值。

21.10 什么是尿道综合征？

尿道综合征，又称无菌性尿频、排尿困难综合征，好发于中年女性。此类病人有尿急、尿痛、尿频，而无全身感染症状，病人尿白细胞也可增多，但是反复做尿培养无细菌生长。膀胱、尿道黏膜没有明显的炎症。

尿道综合征的病因现在尚未明了，可能与化纤内裤、避孕器具或避孕外用药物的过敏、妇科慢性炎症、过度剧烈的性生活、慢性结肠炎、尿道腺体慢性炎症、膀胱外括约肌痉挛等有关。

21.11 什么是无症状性细菌尿？

无症状性细菌尿又称隐匿性细菌尿，是指病人无全身症状，又无膀胱刺激症状，但尿中含有大量细菌。其细菌可以来自肾脏或膀胱。无症状性细菌尿比有症状者发病率要高，在 16～65 岁的女性中，真性细菌尿的发病率约为 4%，而男性为 0.5%。

无症状性细菌尿常见于女性，尤其多见于妊娠妇女。据调查，妊娠妇女细菌尿的发病率为4.5%，而其中82%为无症状性细菌尿。无症状性细菌尿约半数为肾盂肾炎。

21.12 尿路感染的预后如何？

单纯性急性尿路感染经积极的抗菌治疗后易治愈，治愈率可达90%，治疗失败者仅占10%，复发者仅为少数，预后较好。复杂性尿路感染治疗难度较大，病情易反复发作。复杂性尿路感染导致慢性肾衰竭也相当常见。如果尿路感染病人采用有效的抗生素治疗已3天，仍有高热不退或白细胞数增高，要警惕有并发症存在。常见的并发症有：(1) 尿路梗阻，甚至发生肾盂积液及广泛性肾实质炎症。(2) 感染病灶穿破肾包膜，形成肾周围脓肿。(3) 尿路感染的细菌侵入血液，引起败血症。尿路感染是革兰阴性杆菌败血症的主要病因之一。

21.13 小儿尿路感染有何特点？

(1) 新生儿和婴儿尿路感染往往属于全身感染败血症的一部分，可能存在严重尿路先天畸形。临床表现为体重不增长、食欲不振、腹泻、呕吐、发热、惊厥、黄疸等非特殊症状。新生儿和婴儿的尿路感染可导致死亡或永久性肾实质损害，应高度警惕。

(2) 2岁以后的患儿临床表现比较典型，膀胱刺激征、血尿等较常见，此时尿标本较易收集，诊断较容易；3岁以后的小儿尿路感染发病率显著降低。

(3) 婴幼儿期的尿路感染，如未给予合理的积极治疗，可发展成为慢性肾盂肾炎，故对婴幼儿开展细菌尿的大规模筛选检查，可达到防治尿路感染的目的。

21.14　小儿尿路感染如何治疗？

小儿尿路感染可导致肾发育障碍和肾瘢痕，造成永久性肾实质损害，后果远较成人严重。小儿肾盂肾炎的治疗原则及方法同成人，但退热后改为口服抗菌药时需服用1～3个月。反复再发者，尤其是肾瘢痕形成或返流的患儿，宜长期服药预防。可选用复方新诺明片（SMZ-TPM）或呋喃坦啶，长程使用低剂量抗菌药治疗至少一年。复杂性尿路感染者手术纠正后继续预防性服用抗菌药数月。

21.15　留置导尿管引起的尿路感染如何治疗？

导尿管使用而引起的尿路感染是医院内获得感染的最常见原因。插导尿管要严格无菌操作，若病人有尿路感染症状，应立即予以强有力的抗生素治疗，并及时更换导尿管。必要时考虑改变引流方式，例如改用耻骨上膀胱造瘘引流。

21.16　首次发生尿路感染应如何治疗？

尿路感染诊断后应立即用抗菌药物治疗，目前多数主张用短程疗法，一般7～14天为1个疗程。病人可服用磺胺药、呋喃坦啶、先锋霉素、氨苄青霉素、氧氟沙星等抗菌药治疗。若病人体温升高，全身中毒症状明显，宜选用氨苄青霉素或头孢类抗生素进行肌内注射或静脉滴注。对病情较重的病人，可联合使用抗生素（β-内酰胺类抗生素，包括青霉素、第三代头孢菌素、大环内酯类抗生素等)。若治疗效果不明显,应参考细菌药敏试验更换抗生素。

除了抗菌药物治疗外,配合服用碳酸氢钠碱化尿液,可减轻或缓解膀胱刺激症状,并可加强磺胺类等药物的抗菌作用。病人尿路感染症状明显时,应卧床休息,鼓励多喝水以增加尿量,促使细菌及炎症渗出物从尿中排泄。疗程结束后,应做复查。如尿中无菌,则可认为感染已治愈。病情允许时,尽快做尿路影像学检查以确定有无尿路梗阻。

21.17 尿路感染再发应如何处理?

再发分为重新感染与复发,去除易感因素是防止再发的重要措施。对于经常再发者应考虑长疗程低剂量抑菌疗法作预防性治疗。

重新感染占尿路感染再发的 80%。重新感染则说明机体抵抗感染的能力差,而不是治疗不恰当,因此在调整药物治疗同时须增强免疫功能。

如果尿路感染复发的致病菌两次相同,则称为复发,表示首次治疗失败了。其原因可能是抗菌药剂量不够、疗程太短、对致病菌不敏感、在抗菌药治疗中出现了耐抗药性、尿路梗阻等。致病菌在抗菌药物治疗过程中可形成 L 型细菌,一旦停止治疗,L 型细菌可转普通型细菌而复发。临床可根据病因进行相应处理。按药敏选用杀菌性抗菌药,宜用大剂量,治疗 6 周,以期治愈。

21.18 无症状性细菌尿病人需要治疗吗?

无症状性细菌尿病人有以下情况者需要治疗:

（1）伴有较明显的白细胞尿者。

（2）学龄前儿童发生无症状性细菌尿时，要予以治疗。因婴幼儿的肾脏处于生长发育时期，很容易受感染损害而引起肾组织瘢痕，应高度重视。

（3）妊娠期妇女无症状性细菌尿必须治疗，因为治疗对母亲和胎儿都有好处，可防止母亲发生急性肾盂肾炎，防止胎儿早产或流产。

（4）有尿路梗阻或尿路畸形者、糖尿病病人。

21.19 妊娠期尿路感染如何治疗？

妊娠期间由于孕酮分泌增加，使输尿管蠕动减弱或扩张，易发生尿路感染。治疗宜选用肾毒性较小的抗生素，如氨苄青霉素或头孢菌素，不宜用四环素、氯霉素、慎用氨基苷类药物，产前3个月勿用复方新诺明等磺胺药。

21.20 慢性肾盂肾炎病人如何治疗？

（1）一般治疗：寻找并去除易感因素，多饮水，勤排尿，增加营养。

（2）抗菌药治疗：原则上选用药敏性较好而毒副作用较少的抗菌药。常需两类药物联合应用，可用中西医结合治疗。通常用2～4周，若无效或再发可再选用其他敏感药物。如经2～4个月长程抗菌治疗无效，可采用低剂量长期抑菌治疗，其目的在于抑制细菌的生长繁殖，并防止症状性尿路感染急性发作，临床发现有些病人的肾功能获得了改善。具体方法是：每晚在临睡前排完小便后，口服1次单剂量的抗菌药，剂量一般是每天治疗剂量的1/3～1/2，抗菌药物可选用复方新诺明、呋喃坦啶、氧氟沙星等，治疗1周后，复查尿培养，以后每月复查1次。疗程可用1年或更长一些。有人发现，将抗菌药定期交替使用，可预防耐药性的发生。

21.21 尿路感染时可选择哪些抗菌药物?

(1) 尿路感染的用药原则

药物毒性小，疗效好，口服易吸收，药物在尿液、肾组织及血液中有较高浓度，价格便宜，不易产生耐药性。具体方法如下：

① 参考药敏试验结果选药。在尿培养结果未出来之前，可试用复方新诺明、呋喃坦啶、氟哌酸、氨苄青霉素等。若3~5天不见效，可根据药敏试验结果更换其他药。

② 若出现较严重的尿路感染，需联合用药，以二联为佳。

③ 避免使用有肾毒性的药物，尤其是肾功能不全者。肾毒性强的药物有庆大霉素、卡那霉素、丁胺卡那霉素、妥布霉素、二性霉素B、多黏菌素等。

(2) 尿路感染治疗药物的选择

可用于治疗尿路感染的药物很多，常用的抗菌药主要有以下几种：

① 青霉素类：Ⅰ青毒素G：是细菌繁殖期的杀菌剂，干扰细菌细胞壁的合成，对大多数球菌有效，大剂量对大肠杆菌、变形杆菌、产碱杆菌也有作用。青霉素G主要由肾脏排泄。用法为肌注80万单位，每8~12小时1次。Ⅱ氨苄青霉素：为广谱抗生素，对溶血性链球菌、肺炎球菌、葡萄球菌均有效，对肠球菌及革兰阴性杆菌也敏感。一般口服剂量为2~4克/日，儿童为50~100毫克/千克体重。氨苄青霉素在尿中浓度很高，对尿路感染的疗效较好。羟氨苄青霉素的抗菌谱及作用与氨苄青霉素相同，口服吸收好，剂量也相同。

② 头孢菌素类(先锋霉素类):目前常用的有:Ⅰ先锋霉素Ⅴ:对革兰阴性球菌及大肠杆菌、变形杆菌作用很强,对伤寒杆菌、流感杆菌、产气杆菌也有效。在肾组织中浓度最高,主要由肾脏排泄。一般对肾脏无损害,个别病人可见尿素氮升高及蛋白尿。治疗尿路感染剂量为 1~2 克/日,分次肌注;也可 2~4 克,静脉注射;儿童每日剂量为 20~40 毫克/千克体重。Ⅱ先锋霉素Ⅵ:对革兰阳性球菌和阴性杆菌都有较好效果。口服吸收好,用后在肾组织中的浓度较血清中高 8 倍。本品几乎全部由肾脏排泄,很适合于尿路感染,尤其是慢性肾功能不全伴尿路感染时常作为首选药物。剂量为 2~4 克/日,分 4 次口服;儿童剂量为 50~100 毫克/千克体重。亦可肌注或静脉注射。Ⅲ较常用的第三代头孢菌素类药物有:头孢噻肟、头孢曲松、头孢三嗪(菌必治)、头孢哌酮(先锋必)等,亦均为广谱抗生素,具有很好的治疗效果,对革兰阴性杆菌效果尤佳,但价格比较昂贵。

③ 氨基糖苷类:对革兰阴性杆菌有良好效果。但这类药物毒性较大,特别是对肾脏及听神经有较大毒性。常用于治疗尿路感染的氨基糖甙类抗生素有:Ⅰ丁胺卡那霉素:成人每日剂量为 200~400 毫克/日,分 2 次肌注或静脉注射。Ⅱ妥布霉素:每日剂量为 1.5 毫克/千克体重,分 2~4 次肌注或静脉注射。本药对绿脓杆菌有很强的抗菌作用。本类药物在肾功能减退时必须慎用或禁用。

④ 磺胺类:Ⅰ短效制剂:磺胺异噁唑(SIZ)抗菌作用很强,尿中浓度较血中浓度高数十倍,很适合治疗尿路感染。每日剂量为 4 克,儿童为 25~50 毫克/千克体重,分 4 次口服。Ⅱ中效制剂:磺胺甲基异噁唑(SMZ)抗菌作用与 SIZ 相似,它与抗菌增效剂(TMP)合用,其疗效可增强数倍。复方新诺明就是 SMZ 与 TMP 以 5∶1 组成的。Ⅲ长效制剂:有磺胺-5-甲氧嘧啶、磺胺-2、6-甲氧嘧啶等,这些药物的特点为剂量小,副作用

少，服用方便。

治疗尿路感染时磺胺类药物可作为首选。使用时应注意以下几点：Ⅰ磺胺类药物以口服为主，服药期间多饮水，长期服用时应加用碳酸氢钠，以避免发生血尿和结晶尿。Ⅱ妊娠后期（最后3个月）及3个月以内的婴儿禁服。ⅢTMP本身为广谱抗菌药，与磺胺类药合用对大肠杆菌及变形杆菌可增效16倍。TMP可透入前列腺分泌物内，对前列腺炎引起的尿路感染更为合适。Ⅳ应注意这类药物的毒副作用。严重肾功能损害、严重肝病、白细胞下降、血小板下降者不宜使用。

⑤ 喹诺酮类：常用制剂有氟嗪酸、氟哌酸、氧氟沙星、左旋氧氟沙星等。它们均为广谱抗菌药。

⑥ 其他药物：Ⅰ呋喃类：如呋喃坦啶。该药口服吸收迅速，在酸性尿中可使肾小管重吸收增加，有利于治疗肾盂肾炎，对大肠杆菌、葡萄球菌、肠球菌均有良好疗效。Ⅱ磷霉素：为广谱抗菌素，口服后在尿中浓度较血中高约10倍，对尿路感染效果较其他部位感染为好，副作用小。

21.22 中医对尿路感染的认识如何？

尿路感染的中医病名谓之“淋证”，以排尿短数、痛涩淋沥、小腹引痛或痛引腰背为主证，以其小便数而且涩，淋沥不宣，故谓之淋。

古人把淋证分为石、劳、气、血、膏、寒、热七种，尿路感染属于热淋、血淋的范畴。其主要病机为湿热蕴结下焦，导致膀胱气化失司，伤阴损气，久之脾肾两虚。

（1）膀胱湿热：由于多食辛热肥甘之品，或饮酒太过，酿成湿热，下注膀胱。湿热久留膀胱，或因下阴不洁，秽浊之邪侵入膀胱，热结下焦，以致气化不利，以分清泌浊，发病为淋。多见于热淋、膏淋、血淋。

(2) 脾肾两虚：久淋不愈，湿热耗伤正气，热郁伤阴，湿遏阳气，久病损及脾肾。脾虚则中气下陷，肾虚则下元不固，不能制约，因而小便淋沥不已，尿液浑浊，则发病为淋。多见于膏淋、血淋、劳淋。

(3) 肝郁气滞：七情失畅，恼怒伤肝，气滞不宣，气郁化火，气火结于下焦，导致膀胱气化无权，气机紊乱，可见小便涩痛，余沥不尽，而发为气淋。气淋有虚实之分，气火郁于下焦为气淋之实证。另外，由于脾气虚弱，中气下陷也可引起气淋，病人表现为神疲乏力、少气懒言、纳差、小腹坠胀、小便余沥不尽等，此为气淋之虚证。

21.23 中医怎样治疗慢性尿路感染？

慢性尿路感染反复发作，迁延不愈，中医认为系湿热之邪留恋，耗伤气阴，形成本虚标实、虚实并见的病理状态。慢性尿路感染多属中医淋证中的劳淋。其本虚的重心是脾肾气阴两虚，也可见脾肾阳虚及肝肾阴虚型，其辨证论治如下：

(1) 脾肾气阴两虚型：主症为小便淋沥不已，遇劳即发，腰腿酸软，神疲乏力，手足心热或头晕耳鸣，口干、舌质偏红，脉细弱。治以气阴双补。常用方选参芪地黄汤或清心莲子饮加味。

(2) 脾肾阳虚型：主症为小便淋沥，四肢乏力，腰腿酸软，畏寒便溏，舌淡胖水滑，脉沉迟。治以温补脾肾。常用方选保元汤、金匮肾气丸等。

(3) 肝肾阴虚型：主症为小便涩痛，性情急躁易怒，头晕耳鸣，口干目涩，舌质红，脉细数。治以滋补肝肾、清热通淋。常用方选知柏地黄汤、归芍地黄汤味。

中医辨证治疗尿路感染是祖国医学传统的治疗方法。一般来说，具有清热解毒的中草药都有抗菌作用，如穿心莲、四季青、大黄、金银花、大蒜、马齿苋、苦参、黄连等。在辨证论治的基础上,我们也常配合选用一些经现代药理证明确有抗菌抑菌作用的中药。这些中药一般多同时具有清热利湿的功效。① 柴胡:对大肠杆菌有抑制作用,并对尿路感染发热者有较好的解热功效。② 泽泻:对金黄色葡萄球菌、大肠杆菌均有抑制作用。③ 黄芩:对大肠杆菌、绿脓杆菌有抑制作用。

除上述药物外,在临床上常选用几种有较好的清热利水通淋作用的药物,如车前子、滑石、通草、石苇、黄柏等。

第二十二章　急性肾衰竭

22.1　什么叫急性肾衰竭?

由各种病因使肾功能在数小时至数周内迅速减退,血尿素氮和血肌酐持续升高,肌酐清除率下降低于正常的一半时,引起水、电解质和酸碱平衡失调及氮质血症,或在原有慢性肾功能不全的基础上又下降30%,称之为急性肾衰竭(Acute renal failure, ARF)。

22.2　急性肾衰竭时为什么会出现少尿?

急性肾衰竭的病因不同,其病理变化也不相同。而急性肾小管坏死的发病机制包括肾缺血和(或)肾中毒引起的肾小管损伤学说,即肾小管堵塞和肾小管内液返漏入间质,以及肾血管收缩,肾小球超滤系数下降,最终导致肾小球滤过率下降,表现为少尿或无尿。

22.3　为什么有的急性肾衰竭尿量不少?

根据急性肾衰竭的临床表现可分为三种类型,即少尿型急性肾衰竭、非少尿型急性肾衰竭和高分解型急性肾衰竭。近年来由于氨基糖甙类抗生素及造影剂的使用增加,导致急性肾衰竭程度轻,以及急性肾衰竭早期合理及时应用利尿剂、多巴胺和甘露醇等增加肾血流量以及尿液的冲刷作用,使得急性肾衰竭少尿症状轻,甚至无少尿期。非少尿型急性肾衰竭较少尿型急性肾衰竭血肌酐升高程度较轻,肾功能恢复较快,合并症较少,病死率较低,需透析者较少。

22.4　急性肾衰竭与慢性肾衰竭有什么差别?

(1) 病期长短是区分急、慢性肾衰竭的基础。但以病期长短作为诊断依据尤其是慢性肾衰竭并不可靠,经肾活检后更改诊断的比例较高。

(2) 目前国内已普及用 B 超测量肾脏大小。一般认为肾脏体积增大见于急性肾衰竭,肾脏体积缩小见于慢性肾衰竭。尤其肾皮质厚度正常或增大有利于急性肾衰竭的诊断。

(3) 指甲肌酐测定是一项无创、简便的检查方法,其测定值反应 3 个月前血肌酐水平。对于隐匿起病或病史不详、肾脏大小正常的病人,指甲肌酐测定可了解 3 个月前肾功能,如果指甲肌酐出现异常,说明 3 个月前即存在肾功能异常,有利于慢性肾衰竭的诊断,其特异性高达 84%,可作为以上两项资料的补充。

(4) 贫血、钙磷代谢异常、夜尿增多、尿密度下降是慢性肾衰竭的临床表现。

(5) 尿细胞学及其他有形成分检查在临床诊断中不容忽视。尿沉渣中肾小管细胞总数、坏死细胞数、管型数及其类别常提示肾小管坏死;其数量愈多,病情愈严重,肾功能愈差;急性间质性肾炎致急性肾衰竭时尿沉渣中多出现嗜酸粒细胞;尿中大量红细胞,特别是红细胞管型提示肾小球肾炎引起 ARF。

(6) 急性肾衰竭尤其急性肾小管坏死时,尿酶、刷状缘抗原,以及尿腺苷结合蛋白水平上升也利于鉴别诊断。

22.5 为什么急性肾衰竭强调早期透析治疗?

透析疗法是治疗急性肾衰竭的重要手段。其目的在于清除体内过多的水分及毒素,维持酸碱平衡,为用药及营养治疗创造条件,避免出现多脏器功能衰竭。尽早进行透析治疗,可明显降低病死率,提高存活率,减少并发症。

早期透析是指在出现并发症前开始透析,主要作用为:(1) 尽早清除体内的过多水分,以免发生急性肺水肿和脑水肿。(2) 尽早清除体内过多的代谢废物,使毒素所致的各种病理生理变化、组织细胞损伤减轻,以利于细胞修复。(3) 治疗、预防高钾血症和酸中毒,稳定机体内环境。(4) 使水分、热量、蛋白质及其他营养物质的摄入量放宽些,有利于肾脏受损细胞的修复和再生。(5) 在并发症出现前尽早透析,可使治疗简单化。

22.6 常用的透析方法有哪些?

常用的透析疗法有血液透析和腹膜透析两种。血液透析比较常用,但对低血压、出血和血管条件差的病人,可采用腹膜透析。近年来由于连续性肾脏替代疗法(CRRT)具有许多单纯血液透析不能替代的优点,也已越来越多地用于急性肾衰竭的治疗。

22.7 急性肾衰竭的透析指征有哪些？

（1）水、钠潴留严重：如出现急性肺水肿和脑水肿等。

（2）电解质紊乱：尤其是高钾血症，血清钾≥6.5 毫摩尔/升或心电图提示高钾。

（3）高分解代谢型：每日尿素氮上升≥14.3 毫摩尔/升，肌酐上升≥177 微摩尔/升。

（4）如果是非高分解代谢型，有少尿或无尿 2 天以上，尿素氮≥21.4 毫摩尔/升，肌酐上升≥442 微摩尔/升，肌酐清除率每分钟≤10 毫升。

（5）尿毒症症状严重：如出现嗜睡、昏迷、抽搐、癫痫发作等。

（6）误输异型血，游离血红蛋白≥800 毫克/升。

22.8 急性肾衰竭有什么症状？

既往多数无肾脏病史，但病因明确，如严重创伤、外科术后、重度感染、败血症、产科合并症、严重呕吐或腹泻、循环功能不良或用肾毒性药物等导致血流量不足或肾毒性损害等原因。多数除原发病的临床表现外，常在原发病后 1～2 天出现少尿或无尿，补液后尿量不增加，早期有食欲减退、恶心、呕吐、腹泻等消化道症状。若持续少尿可出现血压高、急性肺水肿，部分有心律失常和心包积液，晚期可出现意识淡漠、嗜睡、烦燥不安甚至昏迷，持续 1～2 周后进入多尿期，约 1 周后血肌酐和血尿素氮开始下降，各种症状逐渐改善。若持续多尿造成电解质丢失，可出现恶心、乏力、肌肉松弛、四肢麻木、腹胀等症状，如不及时处理可死于脱水和电解质紊乱。若肾功能和水电解质基本正常，临床症状基本改善，表示进入恢复期。

22.9 哪些原因可引起急性肾衰竭？

从急性肾衰竭诊断和治疗的角度，可将引起急性肾衰竭的原因分为以下三大类：

（1）肾前性急性肾衰竭。导致肾前性急性肾衰竭的主要原因有：

① 有效血容量不足：常见于胃肠道体液丢失、使用利尿剂、大面积烧伤、低蛋白血症等；

② 心功能衰竭：见于心肌病、心瓣膜功能异常、心包填塞等；

③ 全身血管扩张：见于败血症、过敏反应、麻醉意外等；

④ 肾动脉收缩导致肾脏缺血。

（2）肾实质性急性肾衰竭。导致肾实质性急性肾衰竭的主要原因有：

① 急性肾小管坏死：见于急性肾缺血、使用肾毒性药物、重金属中毒等；

② 双侧肾皮质坏死：见于胎盘早期剥离、严重休克等；

③ 肾小管间质疾病：见于药物介导的急性过敏反应、感染和全身性疾病等；

④ 肾血管疾病：见于肾动脉栓塞和血栓形成，肾静脉血栓形成及微血管病变等；

⑤ 肾小球疾病：导致急性肾衰竭的原发性肾小球疾病有急进性肾炎、感染后肾炎、IgA 肾病、膜增殖性肾炎等，继发性肾病如狼疮性肾炎、紫癜性肾炎等。

（3）肾后性急性肾衰竭。导致肾后性急性肾衰竭的主要原因有：

① 输尿管结石嵌顿等;

② 前列腺肥大;

③ 尿路损伤及尿路手术后;

④ 肿瘤压迫。

22.10 如何预防急性肾衰竭?

(1) 积极治疗原发病,及早发现和迅速去除导致急性肾衰竭的危险因素。此项预防措施最为关键:如对创伤、烧伤、严重感染等应积极治疗。对创伤者应立即清除坏死组织和感染灶;严重感染者予大剂量抗生素,及时控制感染;产科并发症者要及早终止妊娠。

(2) 维持足够的有效血容量,纠正肾脏低灌注状态。某些手术前如腹主动脉瘤、肾移植手术等应补足血容量。在创伤、烧伤及休克等抢救中,此项预防措施最为有效。

(3) 采取综合措施尽可能减少药源性急性肾衰竭的发生。用药前应详细询问病史及过敏史,严格掌握肾毒性药物的使用。对老年人,幼儿,糖尿病、高血压、血容量不足及肝脏疾病者,要注意药物用量及疗程,用药前补足血容量;肾病病人尽量避免使用非甾体抗炎药;避免合用肾毒性药物,避免氨基糖苷类抗生素与某些头孢菌素或强力利尿剂合用;接受碘造影剂之前应补足液体,且对其高危因素的病人尽量避免此项检查;肿瘤化疗前应预先服用别嘌醇,化疗前及化疗期间应补充足量的液体;对某些易在肾小管内形成结晶的药物使用时应同时碱化尿液及多饮水。

(4) 药物预防。甘露醇和速尿具有扩张肾小血管和增加尿量及冲洗肾小管的作用,可预防急性肾衰竭的发生。在病人误输异型血、主动脉和心脏手术后、摄入肾毒性物质和休克等情况下,估计可能发生急性肾衰竭时，如病人没有循环负荷过重的危险，可将甘露醇或速尿加入葡萄糖液中快速静脉滴注，但应注意此两种药物本身具有潜在的肾毒性，不宜过度使用。钙通道阻滞剂对缺血性急性肾衰竭有防治作用。

（5）肾脏病病人更易发生急性肾衰竭，在预防上要积极治疗其基础疾病，避免使用肾毒性药物。对肾病综合征病人如血浆白蛋白 <15 克/升，可适当补充白蛋白、血浆等胶体物质，以减轻肾间质的水肿，以免诱发急性肾衰竭。

22.11 急性肾衰竭病程如何演变？

急性肾衰竭一般可分为三期：少尿期、多尿期和恢复期。

（1）少尿期：一般持续 3 天至 1 个月不等，平均 10 天左右，以少尿（尿量少于 400 毫升/天）或无尿（尿量少于 100 毫升/天）为显著特点，临床表现为：①水钠潴留：全身水肿、血压升高、肺水肿、脑水肿和心力衰竭。②电解质紊乱：包括高钾血症、低钠血症、低钙血症和高磷血症。③代谢性酸中毒：恶心、呕吐、乏力、嗜睡、呼吸深大等。④尿毒症症状：为各种毒素在体内蓄积引起的全身各系统的中毒症状，如恶心、呕吐、咳嗽、呼吸困难、心律失常、心衰、意识障碍、躁动、抽搐等。

（2）多尿期：少尿期后尿量逐渐增加，当尿量大于 500 毫升/天时，即进入多尿期，一般持续 1～3 周，尿量可达 3 000 毫升/天至 6 000 毫升/天，血清尿素氮和肌酐逐步下降，尿毒症症状逐渐消退。此期因大量水分和电解质的排出，可出现脱水及低钾、低钠血症。

（3）恢复期：尿量逐渐恢复正常，血清尿素氮和肌酐逐步恢复正常，少数病人可遗留不同程度的肾功能损害。此期大约持续 3～12 个月。

22.12 急性肾衰竭时为什么要行肾穿刺活检术?

根据各种原发病的病史、临床表现、实验室检查,一般不难作出急性肾衰竭的诊断。但在病因不明、临床表现不典型、无法解释肾功能短期内急剧下降的原因时,尤其是在怀疑急性新月体性肾炎、IgA 肾病、膜增殖性肾炎等原发性肾小球肾炎和系统性红斑狼疮、结节性动脉炎等继发性肾损伤所致的急性肾衰竭时,常难以确诊病因和制定有效、正确的治疗方案,此时在病人一般条件允许的情况下,均应争取尽早进行肾活检,以早期确诊,制定正确的治疗方案,进行治疗。

22.13 急性肾衰竭病人在康复期要注意什么?

(1) 注意增加营养:给予高热量、高蛋白饮食。

(2) 适当参加活动,避免过度劳累:鼓励逐渐恢复活动,防止出现肌肉无力现象。

(3) 观察用药不良反应,定期复查肾功能。

22.14 急性肾衰竭病人为什么要服用虫草制剂?

从中医的角度来说,急性肾衰竭是由肾气衰竭、湿毒内停、水毒潴留所引起的。虫草制剂具有温肾补脾、化湿降浊、滋阴补气的功效,同时虫草制剂内含虫草酸、冬虫夏草素、蛋白质、脂肪、维生素 B_{12} 等,对氨基糖苷类抗生素所致的肾毒性急性肾衰竭具有特别的防治作用,所以急性肾衰竭病人服用虫草制剂有利于机体的康复。

22.15　急性肾衰竭的饮食治疗有哪些?

(1) 供给优质蛋白质：少尿期的病人食欲较差，很难满足高热量的要求。如病情较轻，热量供给应以易消化的碳水化合物为主，可采用水果、麦淀粉面条、麦片、饼干或其他麦淀粉点心，加少量米汤或稀粥，要减少蛋白质和非必需氨基酸的摄入，以减轻肾脏负担，防止氮质滞留加重。要尽量给予动物性蛋白，以高生物价低蛋白为原则，根据尿素氮的情况来确定每日供给蛋白质的量。可适量采用瘦肉类，鱼、鸡、虾等动物蛋白质交替使用，以调节病人的口味。

(2) 限制水的摄入：少尿期时，要严格限制各种水分的摄入，以防止体液过多而引起急性肺水肿或稀释性低钠血症。食物的含水量要加以计算，如 1 克蛋白质生水 0.43 毫升，1 克脂肪生水 1.07 毫升，1 克碳水化合物生水 0.55 毫升。要记录饮水量和尿量，根据体液排出量来决定每日的摄入量。一般情况下，要遵照医生的嘱咐饮水。

(3) 供给低盐低钠饮食：少尿期，多伴有浮肿，要根据血钠的测定分别采用低盐、无盐或低钠的饮食。

(4) 高血钾时，要减少饮食中的含钾量，避免食用含钾的食物，以免外源性钾增多而加重高钾血症。含钾高的食物可以通过冷冻、加水浸泡或弃去汤汁等方法来减少钾的含量。

(5) 对在短期内可以好转者，应给予低蛋白饮食；胃肠道反应剧烈者，短期内可给予静脉补液，要以葡萄糖为主。

(6) 多尿期时，尿量增多，血尿素氮下降，食欲日渐好转，适当增加营养可以加速机体修复。多尿期应注意补充水和电解质，每日饮水 1 000 毫升左右。静脉补液时，再加上前一天的尿量计算。要注意给予维生素制剂。

(7) 恢复期时，血肌酐和血尿素氮逐渐下降，而膳食中的蛋白质可以逐步提高，必要时可给予氨基酸注射液。氨基酸注射液中含有异亮氨酸、亮氨酸、赖氨酸、蛋氨酸、缬氨酸、精氨酸、组氨酸等，值得注意的是，支链氨基酸应占必需氨基酸的 40% ~50%，只有这样才有利于肌肉蛋白的合成。

(8) 急性肾衰竭时忌用刺激性食品，如酒、咖啡、辣椒等。

22.16 急性肾衰竭时的食疗方有哪些?

(1) 补髓汤

鳖(甲鱼)1 只，猪骨髓 200 克，葱、姜、味精适量。将鳖用开水烫死，揭去鳖甲，去内脏和头瓜，将猪骨髓洗净，放入碗内。鳖肉放入锅内，加调料，大火煮沸，小火将净鳖肉煮熟，再放猪骨髓，煮熟加味精制成。可佐餐食用，可滋阴补肾，填精补髓。

(2) 燕窝汤

燕窝 3 克，冰糖 30 克。燕窝温水泡并择去燕毛后，切成细条备用。清水 250 克，倒入冰糖屑，小火烧开溶化，以纱布滤去杂质，再倒入锅内。放入燕窝，烧至沸后，盛碗即可。可间断食用，适用于虚损劳积。

22.17 急性肾衰竭的护理常规有哪些?

(1) 少尿期

① 严密观察病情变化：监测水、电解质平衡，严格限制液体进入量，以防水中毒，按医嘱准确输入液体。绝对卧床休息，注意肢体功能锻炼。

② 预防感染：做好口腔及皮肤护理，一切处置要严格执行无菌操作原则，以防感染。③ 如行腹膜透析或血透治疗，按腹透、血透护理常规。④饮食护理：既要限制入量又要适当补充营养，原则上应是低钾、低钠、高热量、高维生素及适量的蛋白质。

（2）多尿期

① 注意观察血钾、血钠的变化及血压的变化。② 供给足够热量和维生素，蛋白质可逐日加量，以保证组织的需要，给予含钾多的食物。嘱病人多饮水或按医嘱及时补液和补充钾、钠等，防止脱水、低钾和低钠血症的发生。③ 以安静卧床休息为主。

（3）恢复期

① 给予高热量、高蛋白饮食。② 鼓励逐渐恢复活动，防止出现肌肉无力现象。③ 控制及预防感染，注意清洁及护理。④ 观察用药不良反应，定期复查肾功能。

22.18 妊娠期急性肾衰竭有哪些特点?

在产妇死亡的原因中，有一部分是妊娠期急性肾衰竭。在妊娠初 3 个月和末 3 个月容易发病，一般认为妊娠 10 ~ 12 周和后期 34 ~ 40 周为患病高峰期，多因堕胎、妊娠高血压、先兆子痫、子痫等引起。有的因为胎盘早剥、羊水栓塞、大出血引起。

妊娠期内水肿、高血压和蛋白尿是三个危险信号，三者俱备则更危险。一旦水肿、高血压及尿蛋白日益加重，继而出现少尿、肾功能减退、酸中毒等，说明已经形成急性肾衰竭。除药物治疗外，必须进行透析疗法，以挽救病人生命。如果尿量持续减少，则预后非常差。

22.19 急性肾衰竭治疗的前景如何?

尽管医学已有很大发展，部分急性肾衰竭病人能得到早期诊断及治疗，包括早期充分透析，但目前其死亡率仍高达约50%。近年来，由于分子生物学、生物医学工程技术及体外细胞培养技术的飞速进展，针对急性肾衰竭的发病机制，为急性肾衰竭病人提供和开展新的治疗有了物质上的保证。如应用异整合素治疗能改善肾小管腔内阻塞，应用心房利钠因子(ANF)能调节血管紧张性及钠和血容量的平衡。已证明，ANF可促进肾小球入球动脉扩张，出球动脉收缩，提高肾小球滤过率。注射生长因子，可以加速肾小管上皮再生等，能有效地改善急性肾衰竭的自然病程。另外，对目前用透析或血液滤过所不能替代的肾功能部分，应用新的支持治疗——细胞治疗，又称为人工肾小管替代装置。这些重要的治疗新进展，预计不久的将来可应用于临床。

22.20 大黄在急性肾衰竭的中医治疗中有什么作用?

大黄为苦寒攻下药，有攻积导滞、泻火凉血、活血化瘀等功能。近代研究表明，大黄除泻下作用外，亦有健胃、祛瘀、消炎抗菌、利胆、利尿通淋等功效。临床体会，大黄治疗急性肾衰竭作用显著。急性肾衰竭临床表现少尿或无尿、发热、出血、紫癜、抽搐、水肿等，属祖国医学"热毒"、"邪实"范畴，可归属"水肿"、"癃闭"、"关格"等病中。治疗以清热解毒、活血化瘀为主。现就大黄在高血容量综合征、高氮质血症、严重胃肠道反应等方面的作用及治法简述于下:

（1）高血容量综合征

高血容量综合征高度浮肿、肺水肿、脑水肿、咳喘不能平卧、恶心、呕吐、神志不清。根据“小便闭，利二便”的原则，及“大便动，则小便自通”的经验，肾脏暂不能排水则以肠道代之，以排水、排钾，解除高血容量的危害。通常采取通便利水法及结肠透析法，其中重用大黄。

（2）高氮质血症

血液中蛋白氮升高（包括尿素氮、肌酐、肌酸等）是产生尿毒症症候群的根本原因。急性肾衰竭由于肾脏的缺血及中毒，造成肾脏血管痉挛及血液中含有毒素。又据临床表现应归属于中医的瘀血证、毒热证范畴，制定清肾活血汤重用大黄。以大黄为首的方药有促进缺血性肾损伤的修复作用及解毒效果，能改善微循环，解除血管痉挛，改善血液性状，减少血小板集聚，达到改善全身或局部组织代谢、促进肾组织修复的功能。

（3）消化道症状

急性肾衰竭由于肾功能损伤，氮质等代谢产物的潴留，对胃肠道刺激可引起恶心、呕吐、纳少、便秘、苔厚腻、脉浮滑等症状，给进食及服用中药造成困难。临床运用缓中泻火、和胃止呕法，选方《金匮》大黄甘草汤。大黄粉 4.5 克，甘草粉 4.5 克，饭前或药前 15 分钟服用，达到止呕作用。待止呕后，再服用调胃承气汤（大黄 10～15 克、芒硝 10～15 克、甘草 3 克）每日 1 剂，达到通里、泻火、解毒的目的。

第二十三章　慢性肾衰竭

正常人肾脏通过泌尿可排出代谢产物，维持机体的水、电解质和酸碱平衡，从而维持内环境理化性质的稳定，保证生命活动的正常进行。但是由于各种不同的病因破坏了肾脏的这种正常生理功能，造成氮质代谢产物潴留，水、电解质和酸碱平衡失调，从而引起的临床综合症候群，称为肾功能衰竭。由于发病的时间长短和缓急不同，肾功能衰竭又可分为急性肾衰竭和慢性肾衰竭。急性肾衰竭与慢性肾衰竭性质不同。慢性肾衰竭不能治愈。急性肾衰竭如能早期诊断、及时有效地抢救治疗，则肾功能多可完全恢复；若延误诊治，则可引起死亡；还有一部分病人由于病情严重、迁延不愈，最终变成慢性肾衰竭。

23.1　什么是慢性肾衰竭？

慢性肾衰竭是由多种慢性疾病引起肾脏损害和进行性恶化的结果，是机体在排泄代谢废物和调节水、电解质、酸碱平衡等方面出现紊乱的临床综合症候群，是威胁生命的重要病症之一。因为肾脏是人体重要的生成尿液和排泄器官。正常人每天约 1 500 毫升的尿液携带体内代谢产物一起排出体外，使水、电解质、酸碱平衡得以维持。此外，肾脏又是人体重要的内分泌激素(如肾素、血管紧张素、前列腺素、促红细胞生成素、活性维生素 D、甲状旁腺激素、抗利尿激素、降钙素等)生成及代谢的器官,也是降解某些激素(如胃泌素、胰岛素、胰高血糖素等)的主要场所。在慢性肾衰竭时上述诸功能均产生紊乱,因此,使代谢产物潴留以及水、电解质、酸碱平衡紊乱外,又常常伴有多种内分泌代谢障碍,组成了慢性肾衰竭多种多样、复杂的临床表现。慢性肾衰竭的终末期,人们往往又称为尿毒症。

23.2 引起慢性肾衰竭的原因是什么?

各种慢性肾脏疾病均可导致肾功能进行性减退,最终发展为慢性肾衰竭。例如,原发性肾小球肾炎、慢性肾盂肾炎、小管间质性肾病、遗传性肾炎、多囊肾等,继发于全身性疾病的有狼疮性肾病、糖尿病肾病、高血压肾小动脉硬化症、结节性多动脉炎肾病、多发性骨髓瘤肾病、各种药物和重金属所致的肾脏病等;尿路梗阻性肾病如结石、前列腺肥大、神经源性膀胱、尿道狭窄等。我国以慢性肾小球肾炎占第一位,其次是慢性肾盂肾炎。但继发性肾脏病变比例有上升趋势。在西方国家,近年来在慢性肾衰竭血液透析治疗中统计,糖尿病肾病占第一位,高血压肾小动脉硬化肾病占第二位,而慢性肾小球肾炎降到第三位。引起慢性肾衰竭的各种原因总结如下:

(1) 各型原发性肾小球肾炎:是慢性肾衰竭的主要病因,如急进性肾炎、系膜增生性肾炎、局灶节段性肾小球硬化、膜增生性肾炎及膜性肾病等。

(2) 继发性肾小球肾炎:如狼疮性肾炎、过敏性紫癜性肾炎、糖尿病肾病、结节性多动脉炎及肺出血-肾炎综合征等。

（3）慢性肾脏感染性疾病：如慢性肾盂肾炎、肾结核等。

（4）肾血管性疾病：如高血压病晚期、肾动脉狭窄等。

（5）代谢性疾病：如糖尿病肾病、痛风肾、肾脏淀粉样变性及高钙血症等。

（6）慢性尿路梗阻：如泌尿系结石、输尿管狭窄、前列腺肥大及肿瘤等。

（7）遗传或先天性肾病变：如多囊肾、肾髓质囊性病、肾发育不良以及眼-耳-肾综合征等。

23.3 慢性肾衰竭的发生机制是什么？

（1）尿毒症毒素学说

目前已知尿毒症病人体内有两百多种物质的浓度高于正常人，一般认为具有尿毒症毒性作用的物质有二十余种。首先提出的是小分子含氮物质（分子量<500道尔顿），如尿素、胍类、胺类、酚尖和吲哚类等代谢产物引起尿毒症的症状和体征；以后又提出中分子（分子量在500～5 000道尔顿）发病学说；再次是大分子物质（分子量为5 000～50 000道尔顿），如生长素、胰岛素、胃泌素、肾素、胰高血糖素、甲状旁腺激素（PTH），降钙素等，这些物质在体内浓度增高，给机体造成一定的损害。

（2）健存肾单位学说

慢性肾衰竭时，一部分肾单位遭到破坏失去功能，而残存的肾单位进行代偿，肾小球和肾小管加倍工作才能维持人体内环境的平衡，但肾实质疾患使破坏继续进行，健存肾单位越来越少，最终出现肾衰竭的临床表现。

(3) 矫枉失衡学说

慢性肾衰竭时,造成机体代谢失衡,为了矫正这种失衡又出现了新的不平衡。如慢性肾衰竭时,为了矫正血磷过高和血钙过低,甲状旁腺激素分泌增加导致肾性骨病,这就是矫枉失衡学说。

(3) 肾小球高血流动力学学说

认为高灌注、高滤过和高压力等代偿性变化是导致肾小球硬化和肾单位进行性毁损的重要原因。肾小球内压增高可使毛细血管壁张力增加和小动脉壁增厚,引起缺血和内皮细胞损害,系膜细胞和基质增生,并诱发血小板聚集和凝血,促进残余肾小球高代谢和代偿性肥大,继而发生硬化。动物实验和临床研究均证明控制体循环高血压及肾小球压,能有效延缓慢性肾衰竭的进展。

(4) 肾小管高代谢学说

近年研究,已明确慢性肾衰竭的进展与肾小管间质损害的严重程度密切相关。在慢性肾衰竭时残余肾单位的肾小管,尤其是近端肾小管代谢亢进,致细胞内钙流量增加,氧自由基产生增多,引起肾小管损害、小管间质炎症、基质增生和肾单位功能丧失。

(5) 脂质代谢紊乱学说

众所周知,慢性肾衰竭病人大多存在脂质代谢异常,低密度脂蛋白(LDL)、极低密度脂蛋白、胆固醇和甘油三酯含量升高,但直至最近人们才注意到血脂变化在慢性肾衰竭进展中的作用。高脂血症特别是 LDL 和高胆固醇可激活单核巨噬细胞,促进其向皮下迁徙、聚集、并释放生物活性介质,LDL 和氧化的 LDL 能与系膜细胞膜上的受体结合产生毒性作用,降低细胞膜流动性、刺激巨噬细胞释放多肽生长因子和前列腺素等介质。此外,高血脂使血黏滞度升高,导致循环动力学异常和高血压,促进凝血、血栓形成和炎症反应,加重肾小球损害和硬化。

(6) 多肽生长因子和细胞因子学说

近年细胞分子生物学的研究表明,系膜细胞、巨噬细胞、血小板和内皮细胞等产生多种多肽生长因子(如转化生长因子、表皮生长因子、胰岛素生长因子和血小板源性生长因子等)以及细胞因子(如多种白细胞介素、肿瘤坏死因子等),加速系膜外基质增多、肾小球肥大和硬化,亦可诱导产生过多的氧自由基和炎症介质,促进肾小球内凝血,血小板聚集和纤维蛋白沉积等。有关多肽生长因子和细胞因子在肾脏病中的作用是20世纪90年代的热门研究课题。

23.4 尿毒症的临床表现是什么?

尿毒症的症状相当复杂,累及全身各个脏器和组织,主要有以下几个方面:

(1) 胃肠道表现:包括厌食、恶心、呕吐、腹泻、舌炎、口腔尿臭味、口腔糜烂、消化道出血等。

(2) 精神神经系统表现:包括精神萎靡不振、疲乏、头晕、头痛、记忆力减退、失眠、四肢麻木、手足灼痛等,有时出现下肢痒痛或“不安腿”综合征(下肢有蚁爬感、发痒感,需移动双腿或行走后才舒适),可有嗅觉异常、神经性耳聋、咽部及舌部肌肉无力、排尿困难、尿潴留等。晚期出现嗜睡、烦燥、谵语、肌肉颤动,甚至抽搐、昏迷。致精神神经症状的原因可能是代谢产物潴留、电解质平衡失调、代谢性酸中毒、“中分子物质”潴留等对神经系统作用的结果。

(3) 心血管系统表现:常有高血压、心肌损害、心力衰竭、心律失常,并可有小动脉、视网膜小动脉硬化影响视力及导致视网膜出血。严重者可出现心包摩擦音(纤维素性心包炎),少数可有心包积液,甚至发生心包填塞。

(4) 造血系统表现:以严重贫血为主要症状,晚期病人多有出血倾向,常伴有皮下瘀斑、鼻衄、牙龈出血,甚至发生呕血、便血、血尿、颅内出血、月经过多,少数可有心包出血。

(5) 呼吸系统表现:呼出的气体有尿味,易患支气管炎、肺炎、胸膜炎。严重代谢性酸中毒时可出现库司玛大呼吸。

(6) 皮肤表现:包括皮肤干燥、脱屑、无光泽等。部分病人皮肤较黑,系弥漫性黑色素沉着所致。尿毒从汗腺排出后,会凝成白色结晶(称为“尿素霜”),刺激皮肤而引起尿毒症性皮炎和皮肤搔痒(皮肤痒感与继发性甲状旁腺素增多也有关)。

(7) 电解质平衡紊乱:① 低钠血症和钠潴留:尿毒症病人对钠的调节功能差,容易产生低钠血症,其原因有:过分限制食盐的摄入;肾小管回收钠的功能减退;容易腹泻而丢失含钠碱性肠液;应用利尿剂而致钠丢失。低钠血症(血钠在 130 毫摩尔/升以下)时,病人疲乏无力、表情淡漠、厌食,严重时恶心、呕吐、血压下降,使尿毒症加重。反之,钠的摄入过多,则会潴溜体内,引起水肿、高血压,严重时易发生心力衰竭。② 低钙血症和高磷血症:肾功能障碍时,尿磷排出减少,导致血磷升高。磷从肠道代偿排出而与钙结合,限制了钙的吸收,加上厌食和肾病时的低蛋白血症,以及患肾脏病后 1,25-二羟维生素 D_3 生成障碍等,都会使血钙减少。高血磷和低血钙刺激甲状旁腺,引起继发性甲状旁腺功能亢进,导致骨质钙化障碍,这在幼年会产生佝偻病,成年则出现尿毒症性骨病,如纤维性骨炎、骨软化症、骨质疏松、骨硬化症等。尿毒症时血钙虽然降低,常在 2.0 毫摩尔/升(8 毫克/分升)左右,但在酸中毒情况下,血浆中钙的离子化比例较高,游离钙的浓度还可以接近正常水平,故一般不会出现低钙性抽搐。但在纠正酸中毒的补碱过程中,由于游离钙的减少,则低钙抽搐搦就可发生，应加以注意。

（8）代谢性酸中毒：尿毒症病人都有轻重不等的代谢性酸中毒，轻者二氧化碳结合力在22～16毫摩尔/升，严重者可降至4.5毫摩尔/升以下。引起代谢性酸中毒的原因：① 酸性代谢产物的潴留；② 肾小管生成氨、排泌氢离子功能减退；③ 肾小管重吸收碳酸盐的能力降低；④ 常有腹泻致碱性肠液丢失。重症酸中毒时病人疲乏软弱、感觉迟顿、呼吸深而长，甚至进入昏迷状态。

（9）骨骼系统表现：可出现肾性骨病，包括肾性骨软化症、纤维性骨炎、骨硬化症及转移性钙化等，多见于病程较长或长期透析者，这与继发性甲状旁腺功能亢进、活性维生素D合成障碍、慢性酸中毒有关。

（10）免疫系统机能低下，易继发感染。

23.5 慢性肾功能不全病人的实验室检查有何异常？

（1）血液检查：① 尿素氮、肌酐增高；② 血红蛋白一般在80克/升以下，终末期可降至20～30克/升，可伴有血小板降低或白细胞偏高；③ 动脉血气分析、酸碱测定：晚期常有pH值下降、AB、SB及BE均降低，$PaCO_2$呈代偿性降低；④ 血浆蛋白可正常或降低；⑤ 电解质测定可出现异常。

（2）尿液检查：① 尿常规改变可因基础病因不同而有所差异，可有蛋白尿、尿红细胞、白细胞或管型，也可以改变不明显；② 尿密度多在1.018以下，尿毒症时固定在1.010～1.012之间，夜间尿量多于日间尿量。

（3）肾功能测定：① 肾小球滤过率、内生肌酐清除率降低；② 酚红排泄试验及尿浓缩稀释试验均减退；③ 纯水清除率测定异常；④ 核素肾图、肾扫描及闪烁照相亦有助于了解肾功能。

23.6 慢性肾功能不全易被误诊为哪几种病?

应该引起注意的是,不要被慢性肾衰竭的假象所迷惑,由于慢性肾衰竭的早期表现不典型,而且可出现任何一个系统的症状,因而容易误诊为其他系统的疾病,特别是那些没有明显慢性肾脏疾病的病人,如出现无力、疲乏、体力下降、腹痛、腹泻、呕吐或消化道出血症状,以及全身衰弱、面色苍白、贫血、皮肤瘙痒的症状,往往会被误诊为消化道疾病、肿瘤、再生障碍性贫血、末梢神经炎等疾病,耽误了治疗,错过最佳治疗时期而悔恨终身。如果出现上面的症状,应尽快到大医院找专科医生咨询,做一个比较系统的检查,是不难诊断的。

23.7 慢性肾衰竭如何分期?

慢性肾衰竭是一种常见的临床综合征。它发生在各种慢性肾实质疾病的基础上,缓慢地出现肾功能减退而致衰竭。据统计,每一万人口中,每年有 1 ~ 1.5 人发生此综合征。按照肾功能损害的程度,肾功能减退可分四期:

(1) 肾贮备力下降期:国内称为肾功能不全代偿期。假设整个肾功能正常时是 100% ,则此期肾小球滤过率(GFR)为正常的 35% ~ 70%(临床常用肌酐清除率来反映 GFR)。此时肾的贮备力虽下降,但肾的功能仍能维持机体内环境稳定,临床上无症状和氮质血症(即血肌酐正常)。但应指出,如单纯按肌酐清除率来分期,则各期之间可能会有交叉重叠。

(2) 氮质血症期:国内称肾功能不全失代偿期,简称肾功能不全,是慢性肾衰竭的序幕。此时 GFR 减少到正常的 21% ~35%,肾维持机体内环境稳定的能力已有些损害,可有不同程度的氮质血症(血肌酐高于正常值,但 <451 微摩尔/升),肾浓缩功能有轻度损害(多尿和夜尿),并可有轻度贫血。在通常情况下,临床上无明显症状,易被忽视。

(3) 肾功能衰竭期:当 GFR 减少至正常的 11% ~20% 时,即血清肌酐为 451 ~707 微摩尔/升时,机体的内环境已长期地、持续地不正常,出现显著的氮质血症,贫血亦较明显;浓缩功能明显障碍(等张尿、夜尿),以及水、电解质失调,如轻或中度代谢性酸中毒、水钠潴留、低钙血症、高磷血症等,一般无高钾血症。可有轻度胃肠道、心血管和中枢神经系统症状。

(4) 尿毒症期:亦即肾衰竭的晚期。当上述肾功能衰竭期更进一步发展,残存的 GFR 仅为正常的 10% 以下,即出现尿毒症症状群,表现为上述肾衰竭的临床表现更明显,并出现严重的各系统症状,尤其胃肠道、心血管和神经系统症状更加突出。血肌酐 >707 微摩尔/升,水、电解质严重失调,常有明显的代谢性酸中毒。

23.8 肾脏病病人应如何预防感冒和上呼吸道感染?

感冒和上呼吸道感染是最常见的呼吸道疾病。由于肾脏病病人免疫功能低下,自身抵抗力减退,致使其他病毒、细菌等微生物入侵,引起继发性感染,进一步削弱病人的抗病能力,这也是临床肾脏病病人易复发、难治愈的原因之一,常会使已基本康复的病人和撤减激素的病人病情加重,反复发作,容易形成激素撤减综合征,通过抗原 - 抗体反应(细菌和病毒都可作为抗原)而引起免疫复合物性肾炎,使病情加重。对肾功能不全的病人，甚至有可能导致肾衰竭。因此，预防感冒和上呼吸道感染对治愈肾脏病和防止复发有着重要意义。而要想预防感冒和流感应做到以下几点：

（1）加强体育锻炼，增强体质，增加免疫力，提高抗病能力；

（2）注意个人卫生和周围居处环境卫生，避免病从口入；

（3）注意气候变化时，随时增减衣服，防止受寒、受风和淋雨；

（4）在感冒流行期间，可注射疫苗，注意隔离，病人要戴口罩，避免去公共场所活动，防止交叉感染，室内进行空气消毒，预防感染。

23.9　慢性肾衰竭病人病情急骤加重的诱因是什么？

（1）致肾血流量减少的因素，例如心力衰竭、低血容量（呕吐、腹泻或数日不能进食、出血等）、低血压（降压过度或过度利尿）；

（2）严重高血压未能及时控制；

（3）呼吸道、泌尿道、胆道系统感染及败血症等；

（4）应用过对肾脏有损害的药物，例如氨基糖甙类抗生素、非甾体类抗炎药等；

（5）手术、应激或高蛋白餐；

（6）原有肾脏病病情活跃，如狼疮活动、泌尿系感染、尿路梗阻加重等。

防治诱因是尿毒症治疗中非常重要的部分。

23.10　为什么尿毒症病人的胃泌素会升高？

肾脏是许多多肽类激素（如胃泌素、胃抑肽、胰岛素、胰高血糖素、降钙素、甲状旁腺激素等)聚集和降解的主要场所。实验证明,循环中的胃泌素流进肾脏时聚集在肾皮质,有40%被摄取并降解,仅有少量胃泌素在尿中出现,约占0.4%。经临床观察,慢性肾衰竭病人有血浆胃泌素升高,其原因可能是肾衰竭时,肾脏对胃泌素灭活或胃泌素在肾组织内分解产物中和及口服碱性药物所致,以致对胃泌素释放的反馈抑制减弱;肾衰竭时内源性胃泌素产生过多。因此,目前认为慢性肾衰竭尿毒症存在高胃泌素血症与某些消化系统症状和并发症同时存在有关,高胃泌素血症是导致胃黏膜病变的主要原因。

23.11 慢性肾衰竭的治疗原则是什么?

(1) 祛除和治疗使病情加重的诱发因素;

(2) 积极治疗原发病;

(3) 优质低蛋白饮食,但须保证足够的热量和维生素的摄入,必要时加服α-酮酸或补充肾必氨;

(4) 积极治疗高血压,尽量选用不减少肾脏血流量的降压药物,同时要注意药效和费用;

(5) 维持水、电解质和酸碱平衡,尽量保持内环境的稳定;

(6) 积极治疗贫血;

(7) 对症处理。

23.12 肾功能不全病人用药时要调整剂量吗?

肾脏是体内药物代谢、排泄的重要器官。当肾功能受损时,易导致药物在体内蓄积。因此,医生在对肾功能不全病人进行药物治疗前,首先应了解该药物的药代动力学特点，尤其是药物的主要代谢途径。对于主要经肾脏排泄或代谢的药物，应根据病人的肾功能损伤程度相应减少剂量。

肾功能不全病人常有多种合并症或伴发疾病，如贫血、高血压、心功能不全、营养不良等，病人常需要长期应用多种药物治疗。此外，肾功能不全本身及各种并发症常可导致抵抗力下降，使病人极易感染病原微生物，最常见的是细菌感染，包括普通细菌和结核菌感染。因此，肾功能不全病人使用抗生素的频率很高。如果不重视这些病人用药剂量的调整，往往会造成药物蓄积中毒而给病人带来严重不良反应。常用抗生素中青霉素及头孢类药物中毒易诱发神经精神症状，抗结核药物（异烟肼）及胃肠动力药物（胃复安、吗丁啉）易发生锥体外系症状。

肾功能不全病人易出现药物中毒的机制，除了肌酐清除率下降导致药物原型排泄减慢外，药物在肝脏的代谢产物从肾脏排泄减少也可引起代谢产物蓄积中毒。此外，尿毒症毒素及继发的各种内环境紊乱可影响肝脏代谢酶功能，使主要在肝脏代谢分解的药物清除率也下降。以上都导致药物容易在肾功能不全病人体内蓄积。另外，肾功能不全病人体内各种内环境紊乱还使病人对药物的毒性更敏感，从而也使病人的药物中毒发生率增加。

因此，应重视肾功能不全病人的临床用药，注意根据病人的肾功能损伤程度、药物的代谢途径、药代动力学特点进行相应的药物剂量调整。可通过减少每次的药物剂量或延长给药间隔时间进行调整，特殊药物还应进行药物浓度监测。在保证疗效充分的同时，尽量减少药物不良反应，避免药物中毒事件的发生。在病人用药过程中发生不可解释的异常病情时，应核实药物剂量是否符合肾功能情况。如确实存在药物蓄积中毒，应立即停药，采取加速药物排出或拮抗药物毒性的治疗措施，以利于病人恢复。

23.13　有没有可以逆转的尿毒症？

一位女性狼疮尿毒症病人，那时她结婚3年，刚做了母亲，孩子不足半岁，她却因尿毒症血液透析数次，每日的尿量不足50毫升，原本漂亮迷人的脸蛋变得苍老憔悴，丰满矫健的形体变得虚弱不堪，双腿如灌铅一般。入院后，经详细询问病史，全面体格检查，发现她狼疮病史不超过2年，双肾体积没有缩小，肾功能最近才进行性发展至尿毒症，各种免疫学检查明确支持有狼疮活动，在立即给她腹膜透析的同时，予以环磷酰胺、激素和中药治疗。两周后病人的尿量增至每日1 000毫升，两个月后每日1 500毫升，她终于脱离了尿毒症危机，解除了透析。

还有一例，一位老太太患尿毒症2月余，尿量一天比一天少，浮肿一天比一天加重。入院后，发现双侧肾结石、肾盂积水。外科手术取出一侧结石后，尿量立即增加。一个月后又取出另一侧结石，尿量正常，肾功能完全恢复，焦黄忧虑的面容换之以容光焕发，虚浮臃肿的身体变得结实利索，整日乐不可支，彻底摆脱了尿毒症。

尿毒症病人经治疗，脱离透析，恢复正常生活的事例不胜枚举。

是不是每一例尿毒症都能脱离透析呢？显然不是，只是有可逆病因的尿毒症，例如：进展迅速的狼疮性肾炎尿毒症，急性尿路梗阻包括结石、血块等引起的尿毒症，在消除可逆病因后，可逆转至正常。因此，认为尿毒症是一种绝症，只能靠透析维持残生的看法未免偏颇。尿毒症病人正确的做法是，到一家医疗技术较好的医院求医，让医生尽一切可能消除可逆病因，争取尽早彻底治愈，脱离尿毒症。如果病人家属没有这方面的知识或者医生没有这样的观念，错过了可逆转的尿毒症治疗时机，则会变成不可逆转的尿毒症，如结石梗阻引起的尿毒症超过3个月，或者狼疮性肾炎引起的尿毒症不给予治疗，单纯依靠透析维持生命超过半年以上，都会从可逆性尿毒症变成不可逆性。每个病人以及他们的家属都应知道，尿毒症并非都是绝症，应尽最大的努力不失时机地抓紧治疗，让幸福重新光临每一个可逆转的尿毒症病人和他们的家庭。

23.14　肾脏病病人应做哪些尿化验项目？

肾脏的重要生理功能是生成尿液，因此尿液的变化，对反映肾脏的生理与病理具有很大的作用，是诊断肾脏病的重要指标。一般来说，肾脏疾病大都有尿液的改变。肾脏病人进行尿液检查的项目，除前面介绍的尿蛋白、尿量、尿红细胞等化验外，还必须做以下一些化验，以助于诊断和鉴别诊断。

(1) 尿密度：采用尿密度计进行测定。正常尿密度波动在 1.015～1.025 之间。早晨尿比较浓缩，因此密度较高，常在 1.020 以上。尿密度与尿中所含溶质的量成正比，当尿中含有过多的蛋白质、尿糖时，测出的密度值较实际尿密度高，因此必须进行校正。校正方法是，尿蛋白每增加 1 克/分升，所测的尿密度应减去 0.003；尿糖每增加 1 克/分升，所测的尿密度应减去 0.004。尿密度还受尿量、气温、室温的影响。当大量饮水、尿量增多时，尿密度减低；当高温、出汗较多时，尿量减少，尿密度增高。测尿密度时，因新鲜尿温度常高于室温，故一般在 30 分钟后测定。如果室温与密度计上的标准温度不一致，测出的尿密度亦应当校正，即室温每高于标准温度 3℃时，将所测得的尿密度加 0.001；当温度每低于标准温度 3℃时，将所测得的尿密度减 0.001。尿密度可以反应肾脏的浓缩功能，当尿密度固定在 1.010±0.003 时，称为等强尿或等渗尿，说明肾小管浓缩功能严重受损或丧失。凡是可以影响尿中溶质的变化或导致尿量改变的疾病，其尿密度都会出现相应的变化。

(2) 尿酸碱度(pH 值)：常用 pH 试纸或 pH 计来测定。正常尿一般为弱酸性，pH 值为 6.5 左右，由于饮食等的影响，有时可是中性或弱碱性。在疾病或用药时，可出现酸性尿或碱性尿。当肾小管酸中毒时，尽管酸中毒很严重，但尿 pH 值并不相应地降低，这对诊断具有重要的意义。

(3) 尿沉渣检查：尿沉渣是指尿液进行离心后，弃其上清液而留下的沉渣。尿沉渣检查除了检查红细胞之外，还应进行以下几项检查：

① 管型：管型是蛋白质在肾小管中凝固而形成的柱状物，其大小及粗细程度取决于形成的部位。尿中有大量管型时，说明肾实质有病理性改变。在剧烈运动、心功能不全、高烧、使用麻醉药时，尿中可出现少量透明管型。管型多在远端小管中形成，若在集合管中形成，其管型较一般管型大几倍，多在慢性肾功能不全时见到，故又称为肾衰竭管型。透明管型是由肾小管上皮细胞分泌的 Tamm-Horsfall 蛋白凝固而成，在肾脏病人的晨起浓缩尿中多见。当管型中嵌入细胞成分时，称为细胞管型。主要有红细胞管型、白细胞管型、上皮细胞管型。红细胞管型中的红细胞若已崩解，呈红褐色的均质性的管型，又称为血液或血色素管型。凡尿中出现红细胞管型，说明肾内有出血病变，在各种原发性或继发性肾炎中均可常见，白细胞管型多见于急性肾盂肾炎、间质性肾炎。上皮细胞管型是嵌入肾小管上皮细胞而形成的，肾脏病损涉及肾小管时，可以见到。有时在管型中可以见到多种细胞成分，称之为“混合细胞管型”。当细胞崩解形成颗粒而嵌入管型中形成的管型，叫做颗粒管型，说明肾内有郁滞，常见于急性肾小球肾炎、肾盂肾炎等。当慢性肾小球肾炎晚期、肾功能不全或肾淀粉样变性时，细胞管型在肾小管内长期留滞，或淀粉样变性的肾小管上皮细胞溶解，可出现蜡样管型，提示肾小管严重受损。在脂性肾病时，脂肪滴进入管型基质中，可见到含有大量脂肪滴的“脂肪管型”。

② 细胞成分：尿沉渣检查时的细胞成分除红细胞外，还有白细胞、上皮细胞。正常离心尿每高倍视野下白细胞不超过5个。当尿呈碱性时，白细胞易被破坏，这在检查时应当注意。当白细胞形态发生改变且细胞内含有许多颗粒、内部结构不清时，称为“脓细胞”。当尿中出现大量白细胞时，提示泌尿系感染，如肾盂肾炎、尿道炎、膀胱炎等。肾小球肾炎、肾间质炎症、肿瘤以及尿路邻近组织炎症，或妇女白带等污染尿液时，尿中亦可见异常数量的白细胞。正常尿中亦可有少量上皮细胞，当泌尿系统有病变时可以出现大量上皮细胞，根据其形态不同，可以判断病变的部位。例如，小圆上皮细胞在肾小管病变时多见，尾状上皮细胞在肾盂、输尿管、膀胱颈病变时多见；扁平上皮细胞（鳞状上皮细胞）在膀胱、尿道病变时可以增加。为了更准确地进行尿沉渣中细胞成分的定量检查，目前方法比较多，如每立方毫米尿内细胞计数、1小时白细胞排泄率计数等，而最常用的是爱迪氏计数（12小时尿细胞计数），可测定夜间12小时浓缩尿中细胞成分、管型等。正常时爱迪氏计数红细胞为0～50万，白细胞应少于100万，透明管型少于5 000个。

③ 结晶：尿中结晶与尿的pH值有关，检查尿中是否有结晶及其性质，主要对泌尿系结石的诊断有一定意义。

（4）尿糖：正常尿中仅有微量的葡萄糖，定性试验呈阴性，24小时尿糖定量为100～900毫克。尿糖增高在肾脏病中主要因为肾小管受损，对糖的重吸收功能减退，肾糖阈值下降而引起。

肾炎病人进行尿化验时，留尿的注意事项是：最好留取晨尿，因为早晨的尿比较浓缩，病理成分含量多；留尿用的容器必须事先清洗干净，保证尿液的清洁和干净；女性病人尤应注意防止阴道分泌物或月经血的污染；留尿后最好立即送检，若超过1小时才能送检者，应在低温冷藏或酌情选加防腐剂。特殊情况下应当严格遵守医嘱要求留取尿标本。

23.15 慢性肾衰竭病人要补充钙吗?

慢性肾衰竭时由于肾功能障碍,尿磷减少,血磷增高导致血钙降低;另外,慢性肾衰竭时活性维生素 D_3 缺乏,影响肠道钙的吸收,钙吸收的减少,加重了低钙血症。因此,给慢性肾衰竭病人补钙,不仅可以防止因血钙降低引起的抽搐、瘙痒、阳萎等一系列症状的发生,更能防治由血钙降低并发甲状腺功能亢进和慢性骨营养不良症。

补钙的方法如下:口服葡萄糖酸钙 1 ~2 克,每日 3 次;或口服碳酸钙或乳酸钙。有低钙抽搐时,可静脉注射 10% 的葡萄糖酸钙 10 ~20 毫升,或加入 5% ~10% 的葡萄糖液中滴注。但在慢性肾衰竭、酸中毒时补钙应当谨慎。因尿毒症酸中毒时,总血清钙中游离钙增加,血钙虽低却不发生抽搐;但在使用碱剂纠酸的过程中,可使抽搐急性大发作,甚至危及生命。因此在纠酸的同时应补充钙剂。

23.16 肾脏病病人怎样掌握盐的食用量?

食盐是我们日常生活中所必不可缺的。没有食盐(主要为氯化钠)不仅会感到饮食无味,而且会严重影响人体的生理功能。长期严格限盐,可以出现低钠血症,病人表现出身倦乏力、精神不振等。但过多的钠盐摄入同样也是不符合生理要求的。它是导致高血压的重要因素。对于肾脏病病人来说,适当地掌握盐的摄入量显得更为重要。

钠离子主要存在于细胞外液中,是维持细胞外液晶体渗透压的主要成分。这对细胞内外、机体内外的液体平衡非常重要。钠和水是一对孪生姐妹。当体液中钠离子的含量增高时,必然要保留更多的水,同时也会通过生理效应引起排钠排水增加，从而保持体内钠的平衡。肾脏疾病时，肾脏对钠的调节功能受到影响，钠的排泄出现障碍。由于钠的增多，水也发生潴留，往往表现为水肿及高血压。因此，肾脏病病人限盐的主要临床指征就是水肿和高血压。肾脏病病人限盐可分为以下两种情况：

（1）无盐饮食。病人有明显水肿或血压升高时，应该禁盐。就连含盐的食物（如碱发馒头、咸糕点）、小苏打、酱油等都在禁忌之列。这种情况见于急性肾炎初期、慢性肾炎急性发作期、原发性肾病综合征，慢性肾衰竭伴有中、重度高血压及水肿病人也应禁盐。无盐饮食可能影响病人的食欲，可以用无盐酱油，或糖、醋、姜、蒜等调味品以增进食欲。禁盐时间的长短应根据具体情况而定。无盐饮食的标准是明显的水肿和高血压，若病人这两个症状不太明显或基本消失，则可改进低盐饮食。

（2）低盐饮食。低盐饮食适合于轻微水肿、高血压以及水肿、高血压消退后的病人。急性肾炎、慢性肾炎及肾病综合征恢复期，慢性肾衰竭无水肿、高血压者都可用低盐饮食。低盐饮食要求每日钠盐摄入量在3～5克。病人也可食用低钠盐。在低盐饮食期间，不要吃咸鸡蛋、咸鸭蛋、咸菜等。

若病人未出现过水肿、高血压，或者水肿及高血压消失，没有反复者，则不必严格限盐，但食盐量也不宜过多，饮食以清淡为宜，多吃蔬菜、瓜果。对于运用利尿剂的病人，要注意查血清钠，血钠低时也不应严格限盐。

23.17　肾脏病病人为什么要积极控制高血压？

高血压可以出现在急慢性肾炎、肾病综合征、慢性肾衰竭等多种肾脏疾病过程中，其比例相当高。随着病情的发展，在肾脏疾病中后期，伴有高血压的比例会更多。慢性肾衰竭病人大多出现程度不等的高血压。要重视高血压不仅仅是因为其发生率很高,更主要的是,持续性的血压升高很容易导致血肌酐和血尿素氮的升高。高血压时,肾动脉血压升高,肾灌流量增加;肾小球滤过率增高,肾小动脉痉挛,加速了肾小动脉和肾小球的硬化及肾功能损害,因此通常把高血压作为肾功能恶化的重要诱因。

近年来,随着对高血压认识的深入和治疗手段、方法的改进,肾性高血压的治疗已不是一个十分棘手的难题。只要我们慎重对待,必将对肾脏疾病治疗和康复起到积极作用。此外,在治疗肾性高血压时要注意保持血压的稳定,血压忽高忽低对肾脏功能更为不利。慢性肾功不全病人的血压最好维持在130/80毫米汞柱以下。

23.18 影响慢性肾衰竭预后的因素有哪些?

影响慢性肾衰竭预后的因素,较为常见的有以下几种:

(1) 原发肾脏疾病本身与慢性肾衰竭预后密切相关;

(2) 各种感染是最常见的影响慢性肾衰竭预后的因素,其中以呼吸道和泌尿道感染最为常见;

(3) 尿路梗阻也是影响预后的常见因素,且常和尿路感染共存;

(4) 肾毒性类药物的使用;

(5) 各种原因导致的肾灌注不足,如严重呕吐和腹泻导致的休克、低血压,长期过量使用利尿剂等;

(6) 各种原因引起的心力衰竭;

(7) 肾性高血压对肾功能有直接的损坏作用;

(8) 水、电解质紊乱等。

23.19 慢性肾衰竭病人为何会出现贫血？如何治疗？

正常情况下肾脏具有分泌促红细胞生成素（简称促红素或 EPO）的功能，由于各种因素造成肾脏促红素产生不足或尿毒症血浆中一些毒性物质干扰红细胞的生成和代谢而导致的贫血，称为肾性贫血。慢性肾衰竭时，肾脏促红素产生相对不足或不能分泌促红素是导致贫血的主要原因。对于肾性贫血的主要治疗措施是用促红素治疗、输血治疗、肾移植。

23.20 什么是促红细胞生成素？输血治疗与用促红细胞生成素治疗有哪些不同呢？

贫血是慢性肾衰竭的主要临床表现之一。其机制之一就是肾功能损害时伴随促红细胞生成素分泌的减少。促红细胞生成素在肾内的形成部位尚不十分肯定。肾脏皮质和髓质均可分泌这种物质，也有人认为促红细胞生成素可能来源于肾小球旁器。

促红细胞生成素是一种调节红细胞生成的多肽类激素，分子量为46 000，主要作用于骨髓造血系统，促进红细胞的生成。它具有多方面的功能，例如促进干细胞分化成原红细胞，加速幼红细胞的分裂，促进网织红细胞的成熟和释放，促进血红蛋白的合成等作用。近年来临床运用促红细胞生成素治疗肾性贫血取得了较好的疗效。

促红细胞生成素治疗比输血治疗安全、有效，适合长期治疗，避免血源的紧张；但需治疗 2 周后起效，不适合抢救及纠正严重的贫血。输血治疗的优点是：能较快纠正贫血，适合严重贫血的病人。其缺点有以下几方面：（1）增加感染机会（肝炎、艾滋病等）；（2）输血反应：发热、过敏、溶血等;(3) 抑制促红细胞生成素分泌及骨髓造血功能;(4) 输血致免疫反应而降低肾移植成功率;(5) 血容量过多,增加心脏负担。总之,因输血带来多种不良反应,除了紧急病情抢救必须输血外,慢性肾衰竭引起的贫血,应该选择促红细胞生成素治疗。

23.21 促红细胞生成素治疗的用法、剂量、治疗分期及疗程如何?

用法 :一般采用皮下或静脉注射。皮下注射用量较小,疗效更长久。

分期: 分为纠正期和维持期两个阶段。

疗程: 通常一个治疗期为 8 ~ 12 周,最快 3 周。

剂量: (1) 纠正期:由于治疗初期贫血较为严重,促红细胞生成素用量要大,一般是 2 000 ~ 3 000 国际单位,1 周 3 次,使血红蛋白达到 100 ~ 120 克/升,红细胞压积达到 30% ~35% ,然后改为维持期。(2) 维持期:剂量减半或减至 1/3,即用 2 000 国际单位或 3 000 国际单位,1 周 1 次,长期维持。

23.22 中草药会导致肾功能衰竭吗?

台湾台北总医院 Chwei-Shiun Yang 博士率领的医生小组发现了 12 例明显由服用中草药引起的肾功能衰竭病例。研究人员指出,不加控制地使用中草药的危险性应该引起医生的警惕,由中草药引起的肾衰竭比原先预想的要普遍得多。医生对这 12 例病人进行了为期 3 年的观察研究,他们都患了无法解释的肾衰竭。测试显示他们患的是间质性肾炎(肾组织炎症),而且肾小管已受到了严重的破坏。这些病人的唯一共同点就是都曾因不同理由服用过中草药:有的为了减肥,有的作为营养补剂或者治疗非肾脏疾病病人从不同渠道服用了不同的中草药,用药时间为3~18个月。经诊断,12例都患了中草药肾病。这种疾病1992年首先在比利时发现,当时在一个减肥诊所内有100多人因服用“苗条中草药”都出现了相同的无法解释的肾衰竭。科学家认为中草药制剂中的毒性成分为马兜铃酸。但是Yang博士指出,马兜铃酸是否致病从来没有被确切证实。台湾病人中,未发现一种在所有12例病人中普遍存在的中草药成分。医生认为,未经确认的植物毒素可能诱发了这种罕见的毒性肾衰竭,而不是马兜铃酸。研究人员指出,在治疗无因的间质性肾炎时,很有必要调查一下中草药疗法的作用。比利时布鲁塞尔Libre de Bruxelles大学Jean-Louis Vanherweghem博士认为,多年以来,关于中草药及其疗效存在着许多神话,但是必须清楚,许多植物都含有对人类有毒的物质,同样也会对肾脏有毒。

23.23 慢性肾衰竭病人日常饮食有哪些注意事项?

饮食中的蛋白质被身体利用后,剩下无法被利用的尿素、尿酸等含氮废物,加上体内过多的钠、钾、磷等必须从肾脏排泄出去。当发现肾功能慢慢衰退时,除药物治疗外,通常建议病人减少蛋白质的摄取,以减轻肾脏负担,延缓变成终末期肾病的时间;除了限制蛋白质外,医生还会依病情之不同,选择限制钠或磷或水分的饮食。现详述如下:

(1)如何限制蛋白质:宜根据病人内生肌酐清除率加以调整。一般认为,肾小球滤过率已降至50毫升/分以下时,便必须适当地限制蛋白。由于每日只能摄入有限的蛋白,故其中60%以上的蛋白质必须是富含必需氨基酸的蛋白(即高生物价优质蛋白),如鸡蛋、牛奶和瘦肉等。一只鸡蛋、200毫升牛奶,各含蛋白质约6克;50克鱼、鸡、瘦猪肉或牛肉,约含蛋白质8~10克。内生肌酐清除率<5毫升/分者,每日摄入蛋白约20克(0.3/千克)(蛋白摄入量为20克/天的饮食,只适用于重度尿毒症病人用1~3周,或应用必需氨基酸疗法者);5~10毫升/分者,约25克(0.4/千克);10~20毫升/分者,约35克(0.6/千克);>20毫升/分者,约40克(0.7/千克)。我们日常吃的食物中,或多或少含有蛋白质,其中肉类、蛋、奶类的蛋白质品质较好,人体利用率高,可用于修补或维持肌肉强壮,其他如豆类(绿豆、红豆、蚕豆、豌豆仁等)、核果类(花生、瓜子、腰果等)、面筋制品、五谷杂粮、面粉制品、地瓜、芋头、马铃薯、蔬菜、水果所含的蛋白质品质较差,会制造较多的废物。黄豆及黄豆制品虽属于植物性蛋白质,但其品质不亚于肉类,因此,目前专家学者亦建议限制蛋白质饮食不应将黄豆及其制品列于禁食范围。在蛋白质摄取量严格限制下,必须慎选蛋白质来源,才能充分被人体利用,建议至少每日允许量的2/3由品质好的蛋白质供应。

(2) 如何补充热量:在限制蛋白质的原则下,米饭类的摄取量如受到限制,容易造成热量不足,使体内蛋白质消耗、尿素增加,身体日渐消瘦,抵抗力差,所以必须多食用高热量、极低蛋白质的食物(糖类如白糖、冰糖、蜂蜜、水果糖等,植物性油脂及蛋白质粉类如澄粉、玉米粉、太白粉、藕粉、冬粉、西谷米、粉圆等)。每日热量摄取建议:每千克体重140-180千焦尔。应注意供给富含维生素C、B和叶酸的食物。有条件者可食麦淀粉或玉米淀粉,该淀粉含低质量蛋白质仅0.6克%,而且能满足高热量的要求。

(3) 如何限制钠离子:钠在身体内调节水分的平衡及肌肉的活动,当肾功能不全时,可能无法将体内过多的钠离子排出,造成高血压、水肿、腹水、胸水，增加心脏负担，日久易导致心力衰竭。食盐、酱油、味素、蕃茄酱、沙茶酱、乌醋、味精等含有大量的钠，加工及腌制罐头含钠量也不少，因此日常生活尽量选用天然食品，烹调上可多利用白糖、白醋、葱、姜、蒜、五香、肉桂、花椒、香菜、柠檬等使食物有其他风味，增加食物可口性。尿量少于1 000毫升时，钠盐摄入应限制在3克/天，最多不要超过5克，摄水量限制在700～900毫升/天。

（4）如何限制钾离子：钾广泛地存在于肉类、深绿色蔬菜水果、干豆中。肾功能不好时，可能无法有效除去多余的钾，血钾太高会引起严重的心脏传导和收缩异常，甚至死亡。当饮食需限制钾离子时，应少选用钾离子含量高的疏菜水果，如香菇、苋菜、花菜、菠菜、空心菜、竹笋、蕃茄、胡萝卜、番瓜、芥菜、蕃石榴、枇杷、桃子、柳丁、硬柿、橘子、释迦等，并避免生食蔬菜；其他如咖啡、浓茶、鸡精、牛精、人参精、浓肉汤、薄盐酱油、无盐酱油、半盐、代盐等钾含量亦高。烹调时，食物先以滚水烫过、去掉汤汁再用油炒，可减少钾的摄入量。

（5）如何限制磷离子：磷的主要功能是强化骨骼，几乎所有食物都含有磷。肾衰竭病人由于肾脏无法正常工作，多余磷堆积血液中，造成高血磷，可导致皮肤瘙痒及骨骼病变。通常医师会开给氢氧化铝或碳酸钙片，此二者均为磷结合剂，可与食物中的磷结合，使之由粪便中排出（请注意：磷结合剂一定得与食物混合咀嚼服用才有效）。除服用磷结合剂外，对于含磷较高的食物如奶制品、汽水、可乐、酵母（健素糖）、内脏类、干豆类、全谷类（糙米、全麦面包）、蛋类、小鱼干等也应谨慎，避免多食，食物烹调前先烫过，也可去除部分磷。

（6）如何限制水分：若排出的尿量减少，经口进入的液体滞留在体内，造成身体浮肿、血压升高甚至于肺水肿，此时，必须限制每天的液体摄入量，通常经口摄入的液体量大约等于全日排尿量加500毫升为宜。

以上所述为未接受透析治疗之饮食原则。若已接受透析治疗，对于血中废物的处理能力大为增加，因此不需要非常严格控制饮食，但仍需与营养师配合，依照身高、体重、透析治疗方式（血液透析或连续性腹膜透析）、每周透析次数、血液检验数据、每天排尿量、每天活动量等设计一套适合自己的饮食。

23.24 对于病史不详的病人入院后检查发现血尿素、血肌酐增高，如何判断是急性肾衰竭还是慢性肾衰竭？

此时可做肾脏 B 超检查，如果肾脏体积缩小，则为慢性肾衰竭；如果肾脏体积大，则为急性肾衰竭；如果肾脏体积正常，不大不小，应检验指甲肌酐。若指甲肌酐正常，则为急性肾衰竭；指甲肌酐超过正常，说明病人 3 个月前肾功能已受损，应诊断为慢性肾衰竭。肾脏活检才是鉴别急性肾衰竭和慢性肾衰竭的最好办法。

23.25 慢性肾衰竭病人为什么会出现尿蛋白减少？

临床上发现慢性肾衰竭病人的尿常规检查与 24 小时尿蛋白定量检查结果中尿蛋白会逐渐减少，甚至会出现尿蛋白阴性的结果，病人很高兴，以为肾脏病好转，其实这是一种错误认识。

我们知道，尿蛋白的漏出是由于肾小球基底膜病损后通透性增高的结果，而慢性肾衰竭病人由于肾脏逐渐纤维化以致塞孔堵塞，蛋白无孔可漏，因此尿蛋白减少不但不是疾病好转的表示，反而说明病情加重，肾单位大部分损坏，是病情趋于恶化的指征之一。

23.26 慢性肾衰竭病人为什么会出现血尿酸增高?

正常人血浆尿酸值小于420微摩尔/升。临床上经常发现,慢性肾衰竭病人血尿酸值大于420微摩尔/升,即出现高尿酸血症,这种情况一般称之为继发性高尿酸血症。其产生机制主要是肾功能减退、血中尿酸排泄障碍的结果。尿酸是嘌呤代谢的终末产物,1/3经胃肠排泄,2/3经肾脏排泄。经肾小球滤过的尿酸98%又被近端肾小管重吸收,最后排出的尿酸主要由远端肾小管所分泌。慢性肾衰竭病人肾功能减退,不仅使尿酸滤过障碍,而且使肾小管分泌功能也受损害,因此血浆尿酸值增高。

23.27 慢性肾功能不全病人尿量减少时要考虑哪些因素?

慢性肾功能不全病人很注意自己的尿量,一旦尿量突然减少,思想非常紧张,认为自己到肾功能衰竭尿闭阶段了。部分医生不分析尿量减少的原因,盲目用利尿药,不仅无效,还会促进肾功能衰竭。因此对慢性肾功能不全病人的尿量应注意分析其产生的原因。

(1)肾前性因素:主要是血容量不足。引起的原因有长期食欲不振、入量不足、恶心呕吐及腹泻丢失细胞外液、长期限盐及利尿过度等。由于血容量不足、肾血流量减少及灌注不足,以致尿量减少。治疗应补充血容量,使尿量增加,切忌用利尿药再失血容量,以免加重肾功能衰竭。诊断血容量不足,主要根据病人表现为心动过速、体位性低血压、舌头干燥、皮肤失去弹性,再结合病史可以得知。

(2)肾性因素:主要是肾实质的进行性损害,肾功能逐渐恶化,发展为肾功能衰竭，尿量逐渐减少，甚至无尿。伴随病人的血肌酐、尿素氮逐渐升高，贫血症状加重，全身情况恶化，预后不良，应及时考虑使用替代疗法。

(3) 肾后性因素：主要是尿路梗阻或感染。由于排尿不畅形成尿潴留，早期可伴有尿频、尿急、尿痛等膀胱刺激症状，后期尿量锐减，小腹胀痛难忍，膀胱三角区膨隆。对于尿潴留，应把有效的抗感染放在首位，并查明梗阻原因，解除梗阻，使尿路畅通。尽管尿路梗阻是肾功能恶化的因素，一旦解除梗阻，病情是可逆的，所以采取积极的治疗措施是十分有效的。

23.28 慢性肾衰竭病人发生感染时应怎样选用抗生素？

慢性肾衰竭病人抵抗力低下，极易发生感染，尤其是肺部感染和尿路感染。感染既会诱发心力衰竭，又可加剧肾功能恶化，应及时发现和处理。其中，选择合适的抗生素非常关键。首先应避免使用对肾脏有损害即肾毒性药物，如庆大霉素、卡那霉素、链霉素、四环素、呋喃坦丁等。肺部感染如为革兰阳性菌引起，应选用青霉素静脉滴注，用前须做过敏试验，剂量根据病情严格掌握。如为混合感染，可选用氨苄青霉素；如疗效不明显，可选用头孢曲松、头孢哌酮，剂量不要过大，根据肾功能调整。尿路感染可选用喹诺酮类，上述药物效果不明显时，可选用头孢他啶。

23.29 慢性肾衰竭病人性机能情况如何？

慢性肾衰竭病人普遍存在着性机能障碍及性激素代谢异常，这种改变与性别和年龄无关，而与肾功能衰竭的严重程度有关。男性病人常见性功能减退、睾丸缩小、精子产生障碍和血浆总睾丸酮水平降低。也有报道慢性肾衰竭病人血清催乳素水平增高，而造成性腺功能障碍，性欲低下和阳痿。女性病人也同样存在垂体-性功能失调，性欲低下、闭经和不孕。另外，慢性肾衰竭引起性功能障碍的次要因素有：由于毒素作用导致周围神经功能障碍；微量元素不足，特别是锌不足；病人心理压力大及家庭环境因素，使病人产生自卑、忧郁、烦闷、孤独等心理，活动减少，在人与人的关系上也发生变化等，均可导致性功能低下。

23.30 什么是尿毒症不安腿综合征？

不安腿综合征是尿毒症病人的早期表现，也是常见的并发症。临床表现为病人小腿有难以形容的不适感、蚁走感、酸痛、胀痛，常在晚间出现，不能安睡，活动或步行后症状可消失。其机制可能是尿毒症毒素干扰脑干网状结构功能而引起的肌阵挛，也可能是体内中分子物质潴留所致。治疗：一般的镇静、安眠类药物如安定、硝基安定、利眠宁无效，氯硝安定下午 6 时服 0.5 毫克，睡前服 0.5 毫克，必要时加大剂量，可获较好的疗效。长期充分透析或成功的肾移植可使本症好转。

23.31 什么是尿毒症肺？

尿毒症肺指尿毒症病人 X 线胸片上呈现以肺门为中心向两侧放射的对称性蝶翼样阴影。临床表现：咳嗽、咯白色黏痰或泡沫痰，可有咯血、呼吸困难；肺部可听到干、湿性罗音。病理表现为肺泡内纤维素渗出、出血及肺泡壁增厚。治疗以对症治疗为主，有条件者行透析治疗或肾移植。

23.32 尿毒症病人为什么会出现贫血、出血?

尿毒症病人均有不同程度的贫血,多为中、重度贫血,属正细胞正色素性,外周血片可见切迹红细胞、盔形红细胞及红细胞碎片。贫血的原因:(1) 肾脏产生促红细胞生成素减少;(2) 血中尿毒症毒素对骨髓红系增生的抑制;(3) 红细胞寿命缩短;(4) 由于长期摄入不足使造血原料如蛋白质、维生素及铁缺乏;(5) 出血:鼻衄、牙龈出血、皮肤黏膜出血、消化道出血等;(6) 血液透析病人在血透过程中失血以及频繁抽血化验。

出血的原因:体内尿毒症毒素抑制血小板功能(血小板数量一般正常),主要是黏附和聚集功能低下,血小板第Ⅲ因子活性降低、释放减少。尿毒症病人毛细血管脆性增加及贫血均与出血有关。

23.33 什么是尿毒症性心包炎?

一般认为,尿毒症性心包炎是死亡的先兆,在慢性肾衰竭病人其发生率为40% ~50%。透析以前的时代,据资料表明,从心包炎出现到死亡,平均存活10天。心包炎的发生机制可能是代谢产物刺激心包膜引起的。心包炎可发展为心包填塞。病人的临床症状为胸闷、气短,30% ~60%有胸痛,多数伴有低热。重要体征为血压和脉压下降,可听到广泛粗糙的心包摩擦音,当心包积液较多时心音遥远。还可行胸部X线摄片与超声检查协助诊断。

自透析普遍开展以来,方知心包炎是可逆的。据资料表明,经慢性透析后心包摩擦音可在透析后平均29天消失。亦有一部分病人在透析过程中出现心包炎,可能是肝素化后造成出血性心包炎。

中医学认为，心包炎的发生机制是由于水湿浊毒之邪上凌于心所致，胸阳不振，遂现胸闷、气短、胸痛诸症，治当蠲饮通阳平冲。

23.34 尿毒症病人出现胸闷、憋气与哪些因素有关？

胸闷、憋气是尿毒症晚期的一个常见症状，病人非常痛苦，夜间不能平卧，憋气加重，有时吸氧也无济于事。它是预后不好的重要征兆。一般尿毒症病人有如下几种情况可以引起胸闷、憋气：

（1）严重贫血时病人血红蛋白可降至30～40克/升。由于携氧不足，病人出现胸闷、憋气，输血后胸闷、憋气可明显改善。

（2）尿毒症性心包炎时，尤其是出现心包填塞现象时，胸闷、憋气加重，夜间根本不能平卧，透析后心包炎可以消失。

（3）尿毒症病人肺部感染时，一方面肺通气功能受限，另一方面可诱发心力衰竭，这两方面因素综合可致胸闷、憋气。病人的感染可从血象、体温、上呼吸道症状、X线胸片等方面察知。积极抗感染后，胸闷、憋气症状可明显改善。

（4）尿毒症病人出现心力衰竭尤其是急性心力衰竭时，胸闷、憋气急性发作且程度较重。常见的诱发因素是肺部感染；另外，输液过快、过多也可诱发。因而针对有关因素积极处理，并配合强心措施，胸闷、憋气症状可得以缓解。

上述几方面的因素有时并非单一出现，而是几种因素综合作用的结果，临床医生应细心分辨。

尿毒症病人为什么会出现胸闷、憋气？中医学认为：其一，外邪犯肺，肺气不宜，痰浊壅肺；其二，心气心阳亏虚，水气上凌于心则胸阳不振。

23.35 尿毒症病人为什么会出现抽搐?

尿毒症病人出现抽搐主要与低血钙有关。肾脏是与钙代谢有关的内分泌器官之一,在肾脏合成的1,25-二羟维生素 D_3 主要增加肠道对钙的吸收。肾衰竭时肾实质细胞的丧失,使1,25-二羟维生素 D_3 合成减少,肠道对钙的吸收降低,从而形成低钙血症,神经-肌肉兴奋性增加故出现抽搐。通过检测血清钙的水平及心电图可知低血钙的情况。

晚期肾衰竭病人血清钙常降低到1.5毫摩尔/升(6毫克%),甚至下降到1毫摩尔/升(4毫克%),心电图Q-T间期延长。尿毒症病人在酸中毒时,总血清钙中游离钙增加,所以血钙虽低,可不发生抽搐,往往滴注碳酸氢钠或乳酸钠纠正酸中毒时发生急性大发作,可以引起呼吸、心跳停止等危象,因而在纠酸时要同时补充钙剂。

对晚期尿毒症时所见到的肌肉痉挛、肌肉收缩和抽搐,钙剂往往不能减轻症状,可能不单纯是血清钙的关系,而与尿毒症时脑部病变有关。

23.36 慢性肾衰竭病人如何做皮肤护理?

做好慢性肾衰竭病人的皮肤护理是预防皮肤感染、褥疮及有关并发症的一项重要工作。由于慢性肾衰竭病人的肾脏不能把体内有毒的物质排泄出去,易引起皮肤瘙痒,甚至奇痒难忍,常使病人失眠。此时应避免用力搔抓,防止皮肤破损细菌感染而加重病情。皮肤瘙痒时可遵医嘱用中药,外用含酚炉甘石洗剂止痒。针灸治疗也能达到止痒目的,可选用曲池、合谷、血海、足三里等穴。

慢性肾衰竭晚期病人,由于长期卧床受压,引起神经营养紊乱及血循环障碍，局部软组织持续缺血，营养不良，易发生褥疮。做好皮肤护理，是预防褥疮的关键。在护理时应经常改变病人的体位，一般每隔2～3小时翻身一次。翻身时应避免拖、拉、推等动作，防止擦伤皮肤。病人的床铺应保持平整无褶皱、清洁干燥无碎屑。尤应保持皮肤的清洁干燥。此外，慢性肾衰竭病人应经常用热水擦澡、擦背和局部按摩，以促进局部血液循环，预防褥疮的发生。

若肾衰竭病人已出现褥疮，皮肤感染的防治工作就显得尤为重要了。局部可辅以红外线或立灯照射，使创面干燥，促进血液循环，保持创面肉芽组织的健康生长。照射时，随时观察局部情况，以防烫伤。

23.37 慢性肾衰竭病人皮肤瘙痒时可服用哪些中药?

慢性肾衰竭病人皮肤瘙痒的同时还伴有皮肤干燥，中医病机为血虚生风、夹热夹毒。如果病人大便干燥，一定要以通腑清泄热毒为首务。成药可服防风通圣丸，通腑祛风两顾；汤药可在辨证用方的基础上加大黄以通腑清泄热毒，加地肤子、苦参、蝉蜕、白鲜皮等以祛风止痒。倘若热毒不甚，以血虚生风为主，则可服用当归饮效佳，其药物组成为当归、川芎、白芍、生地黄、防风、白蒺藜、荆芥、何首乌、黄芪、甘草。皮肤瘙痒时还可以用中药煎汤外洗，可选用银花、连翘、紫花地丁、荆芥穗、野菊花、地肤子、苦参适量煎煮，取药液待温不烫皮肤为度外洗，每日1次或隔日1次。

23.38 对尿毒症性心力衰竭如何护理?

对并发心力衰竭的慢性肾衰竭病人，合理的护理措施对配合治疗、抢救病人生命具有重要作用。

(1) 一般护理：首先安定病人的情绪，调动其主观能动性，帮助其掌握对心衰的防治方法及预防方法；在发生心衰时，应嘱病人取端坐位，双下肢下垂，以减少回心血量，给高流量吸氧；给四肢轮换结扎止血带，以减少回心血量；协助病人咳嗽、排痰，保持呼吸道通畅，维护心功能。

(2) 药物治疗护理：在水肿明显且用利尿药物时，应准确记录 24 小时出入量；用强心药物时，应记录用药前抗扩张剂及解除支气管痉挛的药物时，应密切监测病人的血压和呼吸变化；服药时，应监护病人服下后再离开，以确保疗效。

23.39 除口服中药外，中医治疗慢性肾衰竭的方法是什么？

除了辨证论治，口服中药治慢性肾衰竭以外，中医尚有许多行之有效的方法可用于慢性肾衰竭的治疗。这些方法既可作为主要治疗方法，也可以作为辅助方法。

(1) 中药保留灌肠

中药保留灌肠是中医治疗慢性肾衰竭的一种重要方法，特别适用于伴有恶心、呕吐等消化系统症状而不能服药的病人。灌肠所用的药物归纳起来有以下几类：① 通腑泻浊类：大黄、芒硝；② 重镇安神类：牡蛎、龙骨；⑧温阳类：肉桂、附子；④ 清热解毒、燥湿化浊类：蒲公英、山栀、土茯苓、六月雪、槐米、蛇舌草、石韦等；⑤ 活血化瘀类：丹参、桃仁、红花、益母草、川芎、赤芍等。另外，有的还配以益气药人参、黄芪，有的还伍以行气药莱菔子等。

泻下类药物以大黄为首选，其性味苦寒沉降，荡涤肠胃积滞，还有活血止血、健脾利胆、降压利尿等作用。用大黄灌肠治疗慢性肾衰竭的主要机制是通过大黄的泻下作用，促进肠腔中氮质的排泄。重镇类药物以牡蛎为首选，既能制约大黄泻下太过，又能增加灌肠液的渗透压，有利于周围组织向肠腔内分泌毒素。温阳类药物附子、肉桂对外周血管有扩张作用，能改善肠道血运，增加肾血流量，促进利尿。解毒类药物能清热解毒、抗菌消炎，以阻断氮质代谢的肠-肝循环，且能促进肠蠕动。活血类药物能增加肾和肠壁血流量，提高肠壁毛细血管的通透性，有利于血中代谢产物向肠腔分泌。

总之，中药保留灌肠能促进血液及肠管周围组织向肠腔中分泌代谢产物，并排出体外，从而减轻了氮质潴留，减轻了健存肾单位的负担，缓解了临床症状，延缓了肾衰竭的进行性发展。

(2) 中药外敷

将慢性肾衰竭外敷药物外敷于双侧肾俞及关元穴位，每 3 日换药 1 次，4 次为 1 个疗程，一般使用 2 ~ 4 个疗程，病人肌酐、尿素氮、内生肌酐清除率及临床症状明显改善。其机制一方面可能是药物通过刺激足太阳膀胱经和任脉的肾俞、关元穴位，从经络间接作用于肾；另一方面可能是药物通过肾区皮肤透入，直接作用于肾，即具有经穴位和经皮肤吸收的双重作用，从而达到温肾和络、利尿泄浊的治疗作用。

(3) 浴汗疗法

除大小便之外，汗液是机体排泄体内代谢产物的重要途径之一。有人用中药水煎液加入温水浸泡双脚，使周身汗出，取得一定疗效。肌酐、尿素氮等代谢产物随汗液排出体外，在皮肤表面结晶的尿素霜消失，身痛减轻或消失。同时，随排汗量增多，尿量也自然增多。由于体内水分大量排出，浮肿迅速消退，氮质得以排出体外，恶心、呕吐等症状得到改善，故本法是治疗慢性肾衰竭的非透析疗法之一。

(4) 饮食疗法

在低量优质蛋白＋必需氨基酸饮食原则的前提下，慢性肾衰竭病人应坚持清淡、易消化饮食，忌油腻厚味之品，不宜食用羊肉、带鱼、海螃蟹等中医认为有发性的食物。兹介绍一则食疗验方：鲜鲫鱼 1 条，约 250 克，去鳞及内杂，将独头蒜 1 头，松罗茶 30 克，砂仁 10 克放入鱼腹中，加适量水，不加盐及调料，煮熟，食鱼肉、蒜，喝汤，两天用完。本方具有健脾制水利尿之功。适用于各种肾性水肿，该方可消肿满、除水湿，对治疗尿毒症有一定效果。

(5) 针刺疗法

目前国内尚未开展，日本学者已试用。选用调节全身状态的穴位有：中脘、气海、膻中、孔最、足三里、三阴交、肾俞、心俞、三焦俞、风池；用于促进排尿的有：关元或中极、阴廉、肾俞、三焦俞；用于调整血压的有：中脘、百会、正营、玉枕、肩井。治疗结果表明，对稳定肌酐、尿素氮、血压以及增加尿量和改善临床症状等皆有疗效，针刺疗法对推迟血液透析开始时间完全可行。

23.40 大黄治疗慢性肾衰竭的机制有哪些？

大黄治疗慢性肾衰竭的机制可概括为以下几个方面：

(1) 影响氮质代谢

慢性肾衰竭时健存肾单位日趋减少，肾脏清除肌酐、尿素氮等毒性物质的能力大为降低，因此需要通过肾外途径来消除或减少这些物质。胃肠道尤其是肠腔是肾外清除这些物质的重要途径之一。大黄通腑泄浊作用加强了肠道排泄毒性物质的能力，它能提高远段和中段结肠的张力，使其运动加强，并能抑制钠离子从肠腔转移至细胞内，使水分滞留于肠腔而促进排便。有人报道,以大黄为主灌肠治疗慢性肾衰竭,粪氮每日排出量增加0.8克,总氮排出量也增加,因此大黄治疗慢性肾衰竭的机制之一就在于增加粪氮排泄。

(2) 缓解肾组织的高代谢状态

慢性肾衰竭进行性发展有多个环节,残余肾组织的高代谢状态就是其中之一,这种高代谢状态促使健存肾单位细胞过度耗竭,导致了残余肾功能进行性恶化,进而发展为终末期肾衰竭。应用大黄治疗可明显减少氧耗量、糖异生量,降低残余肾的高代谢异常。因此,大黄除对全身氮质代谢的影响外,还可选择性地抑制肾脏特别是肾小管细胞的高代谢状态,从而缓解慢性肾衰竭的进展。

(3) 抑制肾小球系膜细胞增殖

系膜细胞在维持正常肾脏生理功能和肾脏病变的发生发展中起重要作用。在炎症和损伤条件下,系膜细胞增生,伴有系膜基质增多。基质成分的改变可为肾小球硬化提供条件。因此,抑制系膜细胞异常增殖有助于延缓慢性肾衰竭的发展。大黄可抑制系膜细胞的增殖,这种抑制作用无疑在延缓慢性肾衰竭的治疗中起一定作用。大黄除直接抑制系膜细胞生长外,还具有拮抗促肾生长因子对系膜细胞增殖的兴奋作用。此外,大黄还抑制 IL-2 的产生,而后者对系膜细胞有促进增殖作用,大黄对 IL-2 产生的抑制作用间接地加强了它对系膜增殖的抑制。

(4) 影响脂质代谢

脂质代谢紊乱是导致慢性肾衰竭进行性恶化的重要因素之一。在临床研究中证实,口服大黄可使慢性肾衰竭病人的脂质代谢紊乱得以明显纠正,所以大黄对脂质代谢紊乱的治疗作用也很可能是延缓慢性肾衰竭进展的一个重要机制。

(5) 其他作用

大黄除上述作用外，在抗凝血、血液流变学、消炎、免疫调节等方面的作用，也可能对慢性肾衰竭的进展有影响。

23.41 其他中医中药治疗慢性肾衰竭的机制是什么?

除大黄、冬虫夏草外，黄芪、益母草、附子也常用于慢性肾衰竭的治疗，其作用机制分述如下：

(1) 黄芪

黄芪治疗慢性肾衰竭的机制有：① 对免疫系统的影响：能明显提高细胞免疫和体液免疫。研究表明，参芪注射液通过降低 Ts 细胞而发挥促进机体免疫反应的作用。黄芪偏于补气，仙灵脾助阳，两者配伍治疗气虚、阳虚病人，通过改变巨噬细胞表面机能状态而发挥作用。黄芪能明显地促进中性粒细胞趋化运动，后者在抗感染和免疫功能中起重要作用。② 对血液系统的影响：黄芪能促进各类血细胞的生成、发育和成熟过程，促进骨髓造血功能。③ 对肾功能的影响：黄芪与辅酶 Q10 配伍可明显改善肾功能，且对血肌酐下降作用明显。

(2) 益母草

肾小球疾病存在着不同的高凝状态，肾衰竭时更严重。益母草可活血化瘀、利水消肿，且能改善肾小球疾病的高凝状态及血液流变学异常，缓解病情，延缓肾衰竭的进展。

(3) 附子

脾肾阳虚是慢性肾衰竭的主要病理基础。阳存则生，阳尽则死，温补脾肾之阳是治疗慢性肾衰竭的重要措施。附子辛甘大热，纯阳之品，为温阳之要药，早期用附子温补脾肾之阳以助气化，晚期阳衰阴竭用附子以回阳救逆。若用之得当，附子是治疗慢性肾衰竭不可多得的一味要药。

23.42 临床上治疗肾脏病有哪些中成药？

（1）冬虫夏草类，包括金水宝、至灵胶囊、百灵胶囊等。它们具有与虫草相似的作用，但不能完全代替冬虫夏草；具有免疫调节作用，且含有丰富的必需氨基酸和微量元素，可促进蛋白质合成，减轻氮质的潴留，提高尿毒症病人机体的抵抗力。

（2）丹参，有抗凝、改善机体微循环、增加肾皮质血流的作用，且还可促进组织的修复和再生，有利于肾功能的恢复。

（3）玉屏风散，对机体的免疫功能呈双向调节作用，能减少肾炎蛋白尿，改善病理学变化，保护肾功能。

（4）慢肾宝，可改善慢性肾炎普通型、高血压型的症状和体征，减少尿蛋白的排出。

（5）保肾康，对肾小球疾病能增加肾脏的血流量，改善肾脏缺血，对肾小球基底膜的损伤有修复作用，可降低尿蛋白，改善肾功能。

（6）雷公藤类，包括雷公藤多苷片、火把花根、昆明山海棠等，有抗炎及免疫抑制、改善微循环的作用，已广泛用于治疗肾小球疾病。但其毒副作用较大，停服后病情易反跳。

（7）尿毒清、肾衰宁：可通腑降浊、健脾利湿、活血化瘀，能降低血肌酐和尿素氮。

目前市场上治疗肾病的中成药很多。有一点可以肯定，在肾病活动期，中成药疗效多不明显，必须综合治疗，辨证施治，以汤剂最好。

23.43 如何应用中医治疗来促进氮质排泄?

中医中药促进氮质排泄可有以下几种治法:

(1) 攻补兼施法

祛毒汤(经验方):大黄10克(后入),附子10克,党参15克,黄芪30克,当归15克,枸杞15克,山药15克,薏苡仁30克,砂仁10克,车前子15克(布包),石韦30克,茯苓15克,丹参18克,益母草15克,水煎服,每日1剂,大便每日保持2~3次,若服后大便次数过多(超过4次),应减少大黄用量,甚至停用;若大便不通,可增加大黄用量。诸药集通腑泻浊、活血化瘀、利湿祛浊、健脾补肾、温阳益气于一方,适用于慢性肾衰竭脾肾两虚、湿浊内停、瘀血阻滞者。该方能通腑泻浊,增加氮质排泄,减轻肾脏负担;健脾和胃,利湿祛浊,改善消化系统功能;温肾益气,活血利水,维护肾功能。湿浊水毒是本病的重要病理因素,本方攻可以祛邪,补可以扶正,扶正即所以祛邪,故名祛毒汤,本方可长期服用。

(2) 通便逐水法

常用舟车丸3~9克,分次温开水送服,先服3克,1小时后若大便已畅,不必再服,若大便仍不解可再服3克,如此每日可连服1~3次,但用1~2天后应停止数天再服,以免伤正。本法适用于大小便闭者,目的是增加氮质和水分的排泄,小便尚多者忌用。血透病人无尿而脱水不理想时,可用本方辅助治疗。

(3) 中药灌肠

伴有恶心、呕吐等消化系统症状,服药困难者,可用中药保留灌肠治疗。常用方:清氮汤(经验方):大黄15~30克,附子15克,蒲公英30克,丹参30克,生牡蛎30克,水煎浓缩至150~200毫升灌肠,保留1小时,每日 1 ~ 2 次，连用 7 ~ 10 天，即能见效，停 3 ~ 4 天可再用。若连用时间过长，易引起肛门红肿，可用红霉素眼药膏外涂。中药灌肠，一方面刺激肠黏膜，使肠道充血，增加毛细血管的通透性，使体内氮质随肠道分泌液排出体外；另一方面，通过泻下和解毒作用，加速食物残渣排泄，抑制胃肠道菌丛的生长，从而减少肠腔内蛋白质的分解，使肠源性氮质吸收减少。主要作用是通过泻下使一部分氮质从肠道排出体外。

23.44　有何延缓慢性肾衰竭进程的疗法？

（1）饮食疗法：① 蛋白质摄入量应根据病人的肾功能加以调整，一般采用低蛋白饮食，但以不产生负氮平衡为原则。应给优质蛋白，如蛋类、乳类、鱼、瘦肉等。限制植物性蛋白质的摄取。② 高热量，每日不少于 125.5 千焦耳/千克体重。③ 补充维生素。④ 饮水量应视具体情况而定。尿量在每日 1 000 毫升以上且无水肿者不应限水。⑤ 钠盐不必过分限制。因储钠功能减退，尿中有钠盐丢失。⑥ 少尿者应严格限制含磷、含钾的食物。

（2）必需氨基酸疗法：口服或静脉点滴必需氨基酸液，成人每日 9 ~ 23 克。凡用该法应忌食含非必需氨基酸丰富的食物，并进食低量优质蛋白（每日 0.3 克/千克体重），以促进机体利用尿素合成非必需氨基酸，继而与必需氨基酸合成人体蛋白质，从而达到降低血尿素氮的目的。

（3）钠扩容后利尿疗法：即先服碳酸氢钠 3 克/天（如病人已有水钠潴留，不必先服碳酸氢钠），然后给予速尿。速尿开始用量为 100 毫克/天，静脉注射，使每日尿量达 2 000 毫升左右。否则，速尿量每日加倍，直至达到上述尿量为止，但每日速尿总剂量不宜超过 1 000 毫克。如速尿用量每次超过 200 毫克，应加入葡萄糖液内静滴。

(4) 血管活性药物的应用：多巴胺 20 毫克，酚妥拉明 10 毫克加于 5% 葡萄糖液 250 毫升中静滴。滴速 1 毫升/分钟，每日 1 次，共 7 次。该方法可改善肾血流，尿量增加，促进尿素氮排出。

(5) 氧化淀粉的应用：口服氧化淀粉 20～40 克/天，可使肠道中尿素与氧化淀粉相结合而排出体外。1～2 周后，血尿素氮可下降 30% 左右，因其有头晕、恶心、腹泻等副作用，目前多用 DASC(白蛋白涂饰氧化淀粉制剂)，该制剂不良反应轻微。

(6) 中药：大黄 10 克，牡蛎 30 克，蒲公英 20 克，水煎至 300 毫升。高位保留灌肠每日 1～2 次，病人腹泻每日控制在 3～4 次为宜，以促进粪氮排出。

23.45 怎样纠正水、电解质平衡失调?

(1) 脱水和低钠血症

尿毒症病人容易发生脱水和低钠血症，特别是长期食欲不振、呕吐和腹泻者，更是如此。一旦发生，应及时补充。但要注意对水、钠耐受的特点，补充不应过量，以免引起高钠血症和水中毒。

(2) 低钾血症和高钾血症

尿毒症病人的血钾一般处在正常的低值，但使用利尿剂后，则极易发生低钾血症。这时应口服氯化钾或枸橼酸钾补充。只有在紧急情况下，才需要静脉滴注补钾。无尿或使用保钾利尿剂后，则可引起高钾血症，其紧急处理方法见“急性肾衰竭”一章。

(3) 低钙血症和高磷血症

口服葡萄糖酸钙或乳酸钙可以使低血钙改善。当发生低钙抽搐时，应静脉注射 10% 的葡萄糖酸钙或 5% 的氯化钙 10～20 毫升，加以纠正。

口服4%的氢氧化铝凝胶15～30毫升，每日3～4次，可抑制磷从肠道吸收，使血磷降低。维生素D（特别是活性高的1,25-二羟维生素D_3）可帮助提高血钙水平和改善肾性骨营养不良症。

（4）对症处理

有高血压者，应限制钠盐摄入，并适当给予降压药物，控制高血压。伴有严重贫血者应补充铁剂，并输少量鲜血，以静注或皮下注射促红细胞生成素为最佳，一般使用50单位/千克体重。6～8周后，当红细胞压积上升30%～40%后，改为维持量（25单位/千克体重）。在应用过程中，可因红细胞增加而使血液黏稠度增加、血管阻力增加，使血压升高，要加以注意。并发肾性骨病者，应适量补充钙剂及维生素D或1,25-二羟维生素D_3（罗钙全）。如血钙升高而病情无好转，应探查甲状旁腺。如有腺瘤，应切除。

23.46 药浴透析治疗慢性肾衰竭的机制是什么？

药浴透析是以热水作为介质，使药物离子在热的作用下剧烈运动，渗入皮肤内与体内的中小分子氮类代谢物（如肌酐、尿素氮、尿酸等）结合，然后带出体外；在热水浸泡下汗腺也逐步扩张开来，这就为中小氮类分子提供了良好的排除通道。

该疗法是通过人体皮肤作为透析膜，把体内代谢垃圾毒素排出体外，以代替肾脏失去的排毒功能。人体皮肤的面积较大，在正常情况下，可以通过汗腺排泄部分水分和盐以及其他少部分人体代谢垃圾。如果将身体浸泡在浴缸等容器中，通过特制的药浴透析粉，药物分子在热水的作用下透过皮肤，与体内毒素结合，然后将毒素带出体外，从而达到肾脏的替代功能。

药浴透析还存在着诸多的优点，该疗法与人体自然的机体功能相结合，排毒过程无任何感觉，没有一丝痛苦，而且不存在安全隐患，没有任何副作用，价格也非常低廉，与血液透析相比较，更是肾脏病病人首选的方法。血液透析也是近几年来才开始在国内普及的一种终末期肾脏病治疗手段，但较高的价格难以让更多贫穷病人使用，药浴透析可与血液透析结合使用或完全代替血液透析，将更好地延长病人生命。

23.47 中老年人出现肾功能衰竭时怎么办？

中老年人的肾脏老化，肾功能减退，如有任何急剧的附加因素，突然加重肾脏负担，就可导致急性肾衰竭。例如，剧烈的呕吐、腹泻引起失水，就可减少肾血流量而导致肾前性肾功能衰竭。此时应及时补液，纠正血容量不足，可防止肾前性肾功能衰竭继续进行。如果由于前列腺肥大、结石、肿瘤等造成尿路梗阻，则可导致肾后性肾功能衰竭，此时应解除梗阻。如系由于肾毒性药物（庆大霉素等）、严重失水、休克等引起肾性肾功衰竭，则应及早进行透析治疗。

老年人的慢性肾衰竭多见于小动脉性肾硬化、慢性肾盂肾炎、梗阻性肾病、全身性疾病继发肾损害等。诱因多为感染、失水、失血、肾毒物质、尿路梗阻、进行性高血压及进食高蛋白饮食等。因此，老年人有上述疾病者应积极防治各种诱因，以免加重肾脏负担，防止发生肾功能衰竭。如发生了肾功能衰竭，经一般内科治疗达不到预期效果，则应考虑进行透析治疗。

23.48 慢性肾衰竭病人是否适宜进食豆类制品？

在临床工作中，经常有病人问到关于慢性肾衰竭病人进食豆类制品的问题。过去认为,尿毒症病人不宜进食豆类制品。随着医学科学研究的进步,现在发现,进食豆类制品对慢性肾衰竭病人是有益的,现简述如下:

(1) 传统的观点

无论是正常人还是慢性肾衰竭病人,饮食的能量直接影响肌肉蛋白质的合成。当人体蛋白质摄入不足时,人体的肌肉会减少,肌原纤维分解。因此,慢性肾衰竭病人营养治疗的基本措施是保证病人适量的能量摄入,其能量在每天每千克体重120－160千焦尔的范围内为宜。

就进食蛋白质而言,认为非透析的慢性肾衰竭病人要低蛋白质饮食,限制蛋白质摄入,每日每千克体重0.6克左右,可以维持病人的氮平衡,能延缓慢性肾衰竭病人病程进展。

由于慢性肾衰竭病人血中必需氨基酸水平下降,非必需氨基酸(除组氨酸和酪氨酸)水平升高,动物蛋白质含有必需氨基酸,豆类制品含有非必需氨基酸,故在进食的蛋白质中,强调蛋白质中65%～75%应为动物蛋白质,即牛奶、瘦肉、蛋和鱼,并分配在三餐中。能量摄入必须适量,同时要严格限制豆类制品。

(2) 相关研究的新进展

慢性肾衰竭病人血中必需氨基酸水平下降,非必需氨基酸(除组氨酸和酪氨酸)水平升高。在必需氨基酸治疗慢性肾功能病人的研究中,结果显示有以下的益处:① 氮平衡得到改善,蛋白质合成速度和氨基酸利用率上升;② 补充了病人体内必需氨基酸的不足,改善了营养状态;③ 可能促进非必需氨基酸的合成而降低蛋白质代谢最终产物在体内的积聚;(4) 必需氨基酸可以改善慢性肾衰竭病人的脂质代谢。

在蛋白质对肾血流动力学的研究中发现,动物蛋白质对健康人的肾小球滤过率(GFR)和肾小球血流量增加的作用明显强于豆类制品。而

GFR 和肾小球血流量增加，即肾小球的高滤过可促进肾小球硬化，加速肾脏损害。因此可以看出，豆类制品产生肾小球的高滤过作用比动物蛋白质弱，因而可延缓肾功能衰竭的进展。

对于慢性肾衰竭的研究中发现，豆类制品可使慢性肾衰竭的生存期延长，尿蛋白排泄减少，无蛋白质营养不良，肾脏病理损伤减轻，血脂改善。故认为慢性肾衰竭病人没有必要禁食豆类制品。

(3) 慢性肾衰竭病人进食豆类制品的新观点

慢性肾衰竭病人没有必要禁食豆类制品。豆类制品包括豆浆、豆腐及其制品。需要强调的是，非透析的慢性肾衰竭病人要低蛋白质饮食，限制蛋白质摄入在每千克体重 0.6 克左右，以动物蛋白质(即牛奶、瘦肉、蛋和鱼)为主，可以适量进食豆类制品。对于透析病人则要增加蛋白质摄入，包括豆类制品。

23.49 尿毒症瘙痒症如何处理?

瘙痒是一种令人烦恼的皮肤感觉，会影响病人的生活质量，导致精神沮丧，甚至导致病人自杀。慢性肾衰竭瘙痒的发生率为 60% ~90%，血透病人为 37% ~90%，腹透病人为 25% ~70%，而未接受透析的慢性肾衰竭病人发生率约 25% ~59.3%。

与引起尿毒症瘙痒的有关物质有组织胺、5-羟色胺、肽类、黎豆(Cowage)、蛋白酶(内源和外源性的)、前列腺素-白三烯等。

尿毒症瘙痒需除外与皮肤异常有关的瘙痒，并进行全面体检和实验室检查，以除外与全身异常有关的瘙痒。

尿毒症瘙痒处理方法如下:

(1) 口服活性碳:曾有报道，病人服用 6 克活性碳和五碳糖，8 周后瘙痒症状消失。机制可能是活性碳可吸收肠内的致痒物质。也有其他的报道不支持上述发现,且活性碳与肠内药物的结合情况复杂,所以现在很少应用。

(2)消胆胺:消胆胺曾用于与阻塞性黄疸和真性红细胞增多症有关的瘙痒。有报道,给予消胆胺5克,1天2次,可以抑制瘙痒的发生。其效果可能与它能去除引起尿毒症瘙痒的某种未知有机酸有关,但它可引起恶心和便秘等副作用,且停药后还会持续3天之久。

(3)肝素:一些因为对猪或牛肝素过敏而导致瘙痒的病人可以换用其他型的肝素而去除这种因过敏引起的瘙痒。另有报道,静脉滴注肝素75~100毫克,1天2次,2~3周,可以消除瘙痒,其疗效可持续数日到数周。

(4)抗组胺药:是治疗尿毒症瘙痒最有效、最常用的口服药。但其止痒效果有限,对严重瘙痒几乎没有效果。

(5)麦角溴烟酯:是多巴胺受体激动剂和部分α-肾上腺能阻断剂。曾有研究发现,口服30毫克麦角溴烟酯,并在透析中静滴5毫克,可使瘙痒消失,但停药后24~48小时瘙痒复发,而每日口服30毫克,6个月后多数病人瘙痒减轻或消失。推测其效果与α-肾上腺能活性受阻有关。

(6)甲哌噻庚酮:这是一种肥大细胞稳定剂,作用机制可能是通过阻断肥大细胞衍生物的形成。曾有5例病人服用2~4毫克甲哌噻庚酮共8周,症状明显减轻,有2例病人药效持续2年。

(7)纳络酮:这是一种阿片受体阻断剂。试验证明,0.8毫克纳络酮静滴可以成功地抑制瘙痒。

(8)神经妥乐平:它是一种由滤过性病毒接种于兔表皮发炎后的抽取物。血透开始后15分钟,血中C_{3a}明显增多而引起瘙痒,神经妥乐平可通过抑制C_{3a}活化而止痒。

(9) 电针刺激:这是一种改良的中医疗法,可用来治疗瘙痒症,并可使睡眠时间增加。

(10) 血液透析和血液灌流:增加透析次数能减轻某些病人的瘙痒症状,而对有些病人无效,甚至使瘙痒加重。最近有人报道,血液灌流可以有效地降低血中组织胺浓度而止痒。

(11) 无镁透析液:有人报道瘙痒与血清镁值有关,用无镁透析液可以止痒,但其效果尚待进一步研究以证实。

(12) 甲状旁腺切除:甲状旁腺切除术后,病人血清钙值下降,瘙痒消失或减轻,而当血钙恢复正常后会再次出现瘙痒。

(13) 紫外线疗法:许多研究表明,紫外线照射对尿毒症瘙痒有效。Saltzer 首先报道使用紫外线 A(波长 290 ~ 320 纳米)治疗有救,疗效可持续 18 个月,且复发后紫外线疗法仍然有效。可能因为紫外线 A 使某些循环致痒物质活性降低,或活化维生素 D 降低皮肤磷的浓度,从而止痒。也有同时使用紫外线 A 和紫外线 B(波长 320 ~ 400 纳米)治疗的,作用机制可能与降低尿毒症瘙痒病人较高的维生素水平有关。也有报道用紫外线 A 有效,而紫外线 B 无效的,可能因为大剂量紫外线 B 使细胞破坏而使血组胺水平升高所致。

(14) 其他疗法:可以使用针对皮肤干燥的皮肤乳剂和保湿剂。低蛋白饮食也可减轻某些病人的瘙痒。有报道对严重尿毒症瘙痒其他疗法失效时,类固醇可以显著地改善瘙痒症状。

尿毒症瘙痒的原因未明,许多因素均可诱发瘙痒,如血浆组胺的增加等。现有许多疗法,但只对少数病人有效。

23.50 哪些中药有肾毒性?

经过近年来对中药毒性的研究,已发现近五十种中药对肾脏有毒性。

总结归纳可致肾脏损害的中药有以下三类：

第一类为植物类中药，有雷公藤、草乌、木通、使君子、益母草、苍耳子、苦楝皮、天花粉、牵牛子、金樱根、土贝母、马儿铃、土荆芥、巴豆、芦荟、铁脚威灵仙、大枫子、山慈姑、曼陀罗花、钻地风、夹竹桃、大青叶、泽泻、防已、甘遂、千里光、丁香、钩藤、补骨脂、白头翁、矮地茶、苦参、土牛膝、望江南子、棉花子、蜡梅根等。

第二类为动物类中药，有斑蝥、鱼胆、海马、蜈蚣、蛇毒等。

第三类为矿物类中药，有含砷类（砒石、砒霜、雄黄、红矾）、含汞类（朱砂、升汞、轻粉）、含铅类（铅丹）和其他矿物类（明矾）等。

23.51　如何预防中草药引起的肾损害？

中草药一向被人们认为其毒副作用小，使用安全。然而随着中草药的广泛应用，其毒副作用，特别是引起的肾损害，已引起国内外临床工作者的关注。其引起肾损害的原因主要是过量服用或用法不当、中药中所含的毒素对肾的损害等。应用时应严格掌握适应证，将剂量控制在安全范围；用药过程中注意观察是否出现肾损害的征象，并及时处理；肾功能不全的病人对有肾毒性的中草药慎用或禁用。

23.52　中医治疗肾病有哪些优点？

对肾病的治疗，西医对各种肾炎、肾病、肾病综合征的治疗多采用激素疗法，但激素副作用明显，且易复发。对肾功能衰竭尿毒症的治疗，除了透析、肾移植外，尚缺乏较理想的方法。况且，透析只能维持生命，治标不治本，且易产生依赖性。再说，肾移植成功率较低，排斥现象一时难以解决,再加上费用的昂贵,往往使病人望而却步。中医则不然,一方面疗效明显;另一方面,无痛苦、费用低。目前中医对肾病、尿毒症的治疗有一定的临床疗效。总之,肾病虽然难治,但并非不治之症。只要把握治疗关键,用药合理,就很可能取得理想疗效。

23.53 可供尿毒症病人选择生存的手段有哪些?

尿毒症是慢性肾衰竭的最严重阶段,是在各种慢性肾脏病的基础上缓慢发展而来的。它是临床上一种常见病、多发病。用什么方法来代替失去的肾脏功能以维持病人的生命,即尿毒症病人应如何选择生存手段?这是广大尿毒症病人最关心的问题,目前我国常用的方法是血液透析、腹膜透析及肾移植。

从 1994 年首次人工肾运用于临床治疗急性肾衰竭至今,人工肾的设计与应用经历了不断的革新和发展,现已被广泛应用于治疗各种病因的急、慢性肾衰竭。目前估计全世界有 16 万多人依赖血液透析(血透)来维持生命。根据近年的国外文献报告,肾衰竭病人血透治疗后 5 年存活率达 70% 以上,少数可超过 20 年。可是,血透的缺点是每星期只透 2 ~3 次,在透析的间歇期,血中尿毒素很高,透析后,清除尿毒素太快,一高一低,病人不易适应和耐受,故血透病人的生活质量远远不及腹膜透析者。此外,血透在我国来说,不能在家里透析,因其设备和技术要求较高,且我国国土辽阔,有些需要血透的,要到百里外的地区中心医院,如何能做血透而又不妨碍工作,是很难两全其美的。而且有些病人亦不宜做血透,如有低血压、严重心脑血管疾病、严重出血者等。

腹膜透析(腹透)与血液透析治疗效果和存活率完全相同。据不完全统计,全世界至少有 5 万多人使用这种透析方式。与血透相比,腹透具有以下优点：设备简单，安全有效，操作方便。24 小时均在透析，病人悠悠自在，不劳不累，缓缓进行，不急不馁。病人甚感舒适，完全可在家中自己做治疗，无需别人帮助，不影响工作和正常的生活。且费用低廉，较血透便宜，特别适用于糖尿病、严重心脑血管疾病、年龄较大、不宜用肝素的病人或（及）利用血管进口做血透有困难者。以往使用旧的方法（如某些国家产透析液）做腹透，存在的缺点是容易发生腹膜炎，自从近年使用了O 型管道做腹透，很少会发生腹膜炎了，偶尔发生，也很快能治好。

纯粹从理论上来说，同种异体肾移植是目前治疗尿毒症病人最有效的治疗方法。但据近年的报告，在尸体肾移植 800 例次的回顾与分析中，全组的移植肾存活率，1 年为 77.8%，3 年为 73.5%，5 年为 52.69%，存活 10 年以上者仅 8 例。文章的作者认为，目前还存在着取肾和植肾手术上的技术问题，组织配型问题和肾移植后的感染问题等，仍有待于进一步解决。一般病人所误认为肾移植能永久地解决问题，其实，存在的问题还很多。

血液透析和腹膜透析各有自己的优缺点，应该在临床应用上互相补充。肾移植无疑是解决问题的方向，但目前仍有不少问题有待解决，并不是移植后便永久无恙的。尿毒症病人求生的抉择，应根据本人的具体情况，到大医院找专科医生咨询后再作决定。

23.54　如何对肾脏病病人进行护理？

肾脏是人体主要的排泄器官，和输尿管、膀胱、尿道共同组成秘尿系统，是维持人体内环境平衡的重要脏器。引起肾脏疾病的原因很多，如变态反应、感染代谢异常、药物以及任何减少肾脏血流的因素都可造成对肾脏的损害。近年来，肾脏病学进展很快，按不同病情和病程不同阶段进行有效护理，对提高病人生存质量和延缓慢性肾功能不全的进展具有重要意义。对肾脏病病人的护理主要有以下几个方面：

（1）精神、心理护理

即中医所说的调养情志，由于肾脏疾病病程绵长，且易于反复，病人思想包袱较重，因此了解并鼓励病人说出自己的思想顾虑很重要，鼓励病人胸怀开阔，思想放松，避免消极悲观情绪，更不要“钻死胡同”，学会调养情志，树立战胜疾病的信心，使病体早日康复。

（2）生活护理

① 休息：如肾性高血压者应定时测血压，根据血压变化情况增加卧床休息时间；

② 合理的膳食：饮食方面应根据每种疾病的情况对病人进行具体的饮食指导。如肾功能不全时，应摄高热量（以糖为主）、优质低蛋白饮食，限进液量，保持水平衡；

③ 注意口腔的护理：早晚及餐后应漱口，保持口腔清洁，去除口臭，减少恶心，防止细菌和霉菌生长；

④ 加强皮肤护理：做好慢性肾衰竭病人的皮肤护理是预防皮肤感染、褥疮及有关并发症的一项重要工作。因尿毒霜沉积对皮肤刺激，病人常有瘙痒不适，并影响睡眠，且抓破皮肤后极易感染，故应勤用温水擦洗，保持皮肤清洁，忌用肥皂和酒精。勤换衣裤、被单。对有严重水肿的病人，更需注意保护皮肤，经常更换卧姿，按摩受压部位，预防褥疮。

（3）病情及疗效的观察

① 及时正确地收集尿标本送检：尿常规化验是方便、灵敏、准确的诊断与病情及疗效判断的指标，必须重视；

② 对浮肿及慢性肾衰竭病人要准确地记录每天24小时的出入量。浮肿病人应每周测体重一次，对腹水病人应增加每周测体重和腹围各

一次；

③ 高血压病人应定时测血压；

④ 合并严重的胸水、腹水、尿毒症性心包炎及心力衰竭的病人，常会出现胸闷、憋气、不能平卧的症状，应及时调整病人的卧位；

⑤ 补液时应精确计算每小时及每分钟输入量，严格控制滴速，防止心衰和肺水肿；

⑥ 对使用利尿剂的病人，应密切注意用药后的反应，警惕电解质紊乱的发生；

⑦ 对浮肿病人做肌内注射时宜深部注射，拔针后用棉球压迫针孔2～3分钟，以防药液溢出；

⑧ 具体问题对症处理，观察有无肾功能早期损害表现，并注意采取保护肾功能措施，防止疾病发展、恶化。

(4) 并发症的预防及护理

① 预防血压的急骤变化，防止高血压脑病和急性肺水肿、急性肾功能不全等；

② 预防感染：加强环境和个人卫生防护措施，保持室内清洁和良好通风，每日紫外线消毒等；

③ 预防心脏受损，经常检查病人心率、心律、呼吸情况，发现异常做出相应的护理；

④ 预防肾功能损害。

(5) 健康教育

① 增强自我保健意识，预防感染，避免各种应激因素的发生；

② 加强体质锻炼，提高机体抵抗力；

③ 按医嘱服药，定期检查尿液，出现症状立即就医；

④ 平时注意饮水及坚持合理饮食；

⑤ 育龄妇女注意避孕；

⑥ 定期门诊随访。

23.55 慢性肾衰竭如何预防？

慢性肾衰竭在临床上十分常见,危害着人类的健康和生命。近年来,肾脏病学迅速发展,血液净化疗法和肾移植在我国已广泛开展,使过去被认为"不治之症"的尿毒症病人,提高了长期存活率和生活质量。但是,采用血液净化疗法和肾移植的费用昂贵,而在数量上供不应求,因此,如何预防和延缓肾功能衰竭是目前应高度重视的问题。

慢性肾衰竭的防治可分为三级：

一级预防：对已有的原发性肾脏疾病(如肾小球肾炎),或可能引起继发性肾脏损害的疾病(如糖尿病、高血压病)进行有效的治疗,防止慢性肾衰竭的发生；

二级预防：对早、中期慢性肾衰竭及时治疗,防止尿毒症的发生；

三级预防：对早期的尿毒症病人及时治疗,防止尿毒症并发症的发生,提高病人的存活率和生活质量。